Rômulo B. Rodrigues

ALIMENTAÇÃO SAUDÁVEL = SAÚDE PERFEITA

O consumo de alimentos adequados proporciona equilíbrio orgânico e psíquico

VOL. II

2ª EDIÇÃO
São Paulo – 2018

amazonkindle

RODRIGUES,Rômulo B. ALIMENTAÇÃO SAUDÁVEL = SAÚDE PERFEITA VOL. II / Rômulo B. Rodrigues - Amazon. 2018.

Organização: Rômulo B. Rodrigues

Impresso pela Amazon – 2018.

Copyright "©" 2018. Todos os direitos reservados. Proibida a reprodução parcial ou total, por qualquer meio. Lei Nº 9.610 de 19/02/1998 (Lei dos direitos autorais).

2018. Escrito e produzido no Brasil.

1.Nutrição. 2. Saúde. 3. Vida saudável. 4. Qualidade de vida. I. Título.

ISBN 978-1976770197

Amazon Serviços de Varejo do Brasil Ltda.
CNPJ 15.436.940/0001-03
Av. Juscelino Kubitschek, 2041 – Torre E – 18° andar
São Paulo - SP

SUMÁRIO

Dedico este trabalho aos filhos Júlio César e João Víctor.

Agradecimentos

Agradeço à minha mãe adotiva (In Memoriam), que me orientou e me ensinou a ser o que sou e sei hoje.

Prefácio

Os cuidados com a alimentação é um dos principais focos de atenção da população mundial nos tempos atuais.

Com o crescente aumento da quantidade de produtos e alimentos artificializados e, consequentemente, nocivos à saúde, torna-se imprescindível a escolha correta por uma alimentação mais saudável e natural. Visto que, a saúde do corpo e do sistema orgânico é baseada naquilo que é ingerido.

Com a mudança de hábitos alimentares e no estilo de vida, adquire-se mais equilíbrio, uma melhor qualidade de vida e, como consequência, longevidade.

Esta obra é um guia de orientação, no que se refere aos alimentos adequados a serem ingeridos para a manutenção de uma saúde integral e perfeita.

Boa leitura.

CAPÍTULO I
POTÁSSIO PARA O EQUILÍBRIO PERFEITO

Investir nesse nutriente é tão essencial quanto reduzir a ingestão de sódio para manter a pressão sob controle. Enquanto provoca tensão nos vasos sanguíneos, o potássio ajuda a relaxá-los. Logo, se ambos estão em níveis adequados, a pressão arterial fica equilibrada. Na prática, porém, o abuso do sódio (representado pelo sal e pelos produtos industrializados) e a baixíssima ingestão de potássio (presente me vegetais, leguminosas e cereais integrais) têm provocado problemas nas artérias de uma boa parte da população.

Não se pode focar apenas na diminuição do sódio. É preciso estimular o consumo de potássio. Até porque, em níveis elevados, ele chega a amenizar os efeitos do excesso de sódio.

CONSUMO MÉDIO ATUAL DA POPULAÇÃO BRASILEIRA

Potássio: 2,3 g (Consumo ideal: 4,7g)
Sódio: 4,8g (Consumo ideal: 2g)

É bom lembrar que o brasileiro, incluindo o hipertenso, ultrapassa as metas da Organização Mundial de Saúde quanto ao tempero: comemos mais sal que o dobro do recomendado. Apesar de o consumo de potássio gerar benefícios por si só, o melhor dos cenários é aquele em que isso ocorre em paralelo à diminuição de sal.

Hoje, no entanto, o consumo de potássio é muito baixo. O brasileiro consome bem abaixo dos 4,7 gramas diários indicados.

FONTES DE POTÁSSIO

Manga palmer: 785 mg (1 unidade, 500 g)
Extrato de tomate: 680 mg (1/3 lata, 100 g)
Banana-nanica: 564 mg (1 unidade, 150 g)
Milho: 555 mg (1 espiga, 300 g)
Mandioquinha cozida: 521 mg 1 ½ unidade, 200 g)
Romã: 485 mg (1 unidade, 100 g)
Sal light: 410 mg (2 col. De café, 2 g)
Farinha de soja: 384 mg (2 col. de sopa, 20g)
Banana-prata: 358 mg (1 unidade, 100 g)
Chicória: 357 mg (15 folhas, 84 g)
Mamão papaia: 352 mg (1 unidade, 280 g)
Goiaba vermelha: 336 mg (1 unidade, 170 g)
Água de coco: 324 mg (1 copo, 200 ml)
Repolho roxo refogado: 321 mg (1 xícara de chá, 100g)
Melancia: 312 mg (2 fatias, 300g)
Agrião: 287 mg (22 ramos, 132 g)
Leite de vaca: 266 mg (1 copo, 200 ml)
Feijão-carioca cozido: 255 mg (2 conchas, 100 g)
Amendoim cru, sem sal: 232 mg (1 punhado, 40 g)
Aveia em flocos: 216 mg (3 col. de sopa, 50 g)
Abacate: 206 mg (1/4 unidade, 100 g)

Existem vários mecanismos capazes de explicar por que o nutriente mais conhecido na banana age no combate à hipertensão. Um deles tem a ver com uma estrutura presente nas células, a combinação sódio/potássio. Quando há potássio em quantidades apropriadas, mais sódio é expelido através desse sistema e, depois, pela urina.

Tirar o excesso dessa substância de circulação é importante também porque ela atrapalha o controle da liberação de adrenalina e noradrenalina pelo sistema nervoso central. Se isso não acontece direito, esses hormônios chegam até os vãos, permitindo uma maior entrada de cálcio nas células musculares. A consequência é o estreitamento das artérias.

Isso posto, não é nenhum sacrifício incluir o potássio no cardápio. Basta comer mais frutas e verduras. Atualmente, nossa principal fonte do mineral é a carne vermelha. O problema é que ela também concentra sódio. O ideal, portanto, é focar nas fontes de potássio que sejam pobres do mineral que eleva a pressão.

Outra opção é substituir o sal de cozinha regular pela versão light, que associa 50% do cloreto de sódio a 50% do cloreto de potássio.

CAPÍTULO II
ABACATE
A fruta que faz bem ao coração

Pesquisas recentes demonstram que a gordura do abacate é uma das potentes armas contra as doenças cardiovasculares – a mesma que eleva o valor energético. Ela é do tipo monoinsaturado, considerado benéfico à saúde dos vasos.

Em um estudo da Universidade de Toronto, no Canadá, essa gordura fez a diferença para pessoas que travavam luta contra o colesterol alto, um dos principais fatores de risco para doenças cardíacas.

Esse estudo também mostrou que a atividade física regular e o consumo de vinho e gorduras monoinsaturadas ajuda a eliminar o LDL. (Colesterol ruim) O abacate impulsiona a queda do colesterol porque concentra beta-sitosterol. Essa substância faz parte do grupo dos fitosteróis, que são quimicamente semelhantes ao colesterol. Uma outra substância encontrada no abacate é a glutationa, uma substância antioxidante poderosa, varredora dos radicais livres capazes de prejudicar as células.

Tabela nutricional do abacate (Cada 100 g)

Energia (kcal)..96
Proteínas (g)..1,2
Carboidratos (g)..6
Fibras (g)..6,3
Potássio (mg)...206
Magnésio (mg)..15
Gordura monoinsaturada (g)...4,3

CAPÍTULO III
ENTRE FRUTAS E SUCO, A MELHOR OPÇÃO SÃO AS FRUTAS

Pesquisas recentes mostram que os sucos, especialmente os adoçados, são capazes de elevar a glicose no sangue de forma intensa. Com isso, há maior liberação de insulina para normalizar a situação. Esse hormônio é responsável por colocar todo esse açúcar em circulação dentro das células, onde será usado como combustível. O problema é que os picos bruscos de glicose e insulina podem levar a uma resistência à ação do hormônio e, consequentemente, a um maior risco de diabete.

Ainda que o conteúdo nutricional seja o mesmo, os líquidos passam do estômago para o intestino mais rapidamente do que os alimentos sólidos. Por isso ocorre a elevação acelerada da glicose. Sem contar com outro agravante: para preparar um copo de suco, usamos cerca de quatro a cinco laranjas, valor que dificilmente consumimos quando resolvemos descascar e comer a fruta. Assim, a ingestão de frutose, o açúcar natural desses vegetais, também é muito maior quando a opção ingerir o líquido.

Sintetizando: uma quantidade extra de insulina é adicionada. Mais: durante a produção do suco, as fibras das frutas costumam esvair-se. Elas estão nas cascas, no bagaço, etc. E essas substâncias atrasam a digestão e a elevação do açúcar no sangue.

Apesar de as frutas aumentarem a circulação do açúcar em velocidade reduzida do que os sucos, vale notar que algumas delas não apresentam índices glicêmicos tão baixos assim. A melancia e o melão (por exemplo) têm sempre alto índice glicêmico.

Indica-se, portanto, que elas sejam consumidas com outros alimentos ou após refeições completas, como almoço e jantar. Com isso, o aumento do açúcar no sangue é mais lento. Sozinhas, no lanche, não é uma boa opção.

A favor dessas frutas, porém, está sua carga glicêmica, como outro conceito importante. Ela traduz como a porção recomendada de certo alimento faz a glicemia subir. Desse modo, ainda que o índice glicêmico do abacaxi exija atenção, dificilmente ele é ingerido inteiro. Quando focamos em sua carga glicêmica, referente a duas fatias, o valor deixa de assustar.
Com os sucos, por outro lado, a situação é mais delicada porque eles também costumam exibir uma carga glicêmica exacerbada.

O sobe e desce da glicose tem gerado preocupação entre cientistas. Tanto é que, em junho de 2013, especialistas de várias partes do mundo se reuniram na Itália e criaram um consenso sobre o assunto. Em um dos tópicos, lê-se que há evidências consistentes de que uma dieta de carga e índice glicêmico baixos reduz o risco de diabete tipo 2. Além disso, controlar os picos de glicose protege contra problemas cardiovasculares.

Embora o consenso seja claro, é preciso levar em conta que essa questão gera polêmica. Até porque, no último guia de recomendações nutricionais da Associação Americana de Diabetes, está registrado que não há dados suficientes capazes de comprovar que dietas de baixo índice glicêmico previnem a doença. Essa tema é muito controverso. Enquanto alguns estudos mostram benefícios, outros não apontam ganho algum.

A recomendação de comer as frutas de alto índice glicêmico após as refeições vale para o suco. Agora, caso queira que ele faça parte do lanche, é aconselhável tomá-lo acompanhado de uma torrada integral, para que o açúcar não suba rapidamente e caia na sequência.

Evitar os sucos industrializados, normalmente abastecidos de açúcar, é outra boa atitude. Entre eles, contudo, há uma opção com atributos interessantes: as bebidas de frutas com extrato de soja. Esse ingrediente contribui para a redução do índice glicêmico. A soja é uma leguminosa rica em proteínas, nutriente que torna a absorção da glicose mais vagarosa.

A regra básica é maneirar no açúcar de uma forma geral. E uma coisa é clara: as frutas em si sempre proporcionam um leque maior de vantagens.

Tabela da carga e do índice glicêmico de algumas frutas segundo a Sociedade de Diabetes.

1.Damasco
IG 31 mg (+/-1) | CG 9 mg

2.Pera
IG 38 mg (+/-2) | CG 4 mg

3.Maçã
IG 38 mg (+/-2) | CG mg

4.Ameixa
IG 39 mg (+/-15) | CG 5 mg

5.Morango
IG 40mg (+/-7) | CG 1 mg

6.Laranja
IG 42 mg (+/-3) | CG 5 mg

7.Pêssego
IG 42 mg (+/-14) | CG 5mg

8.Uva
IG 46 mg (+/-3) | CG 8 mg

9.Manga
IG 51 mg (+/-5) | CG 8 mg

10.Banana
IG 52 mg (+/-4) CG 12 mg

11.Kiwi
IG 53 mg (+/-6) CG 6 mg

12.Fruta-do-conde
IG 54 mg (+/-2) CG 10 mg

13.Mamão papaia
IG 59 mg (+/-1) CG 10 mg

14.Abacaxi
IG 59 mg (+/-8) CG 7 mg

15.Melão
IG 65 mg (+/-9) CG 4 mg

16.Melancia
IG 72 mg (+/-13) CG 4 mg

CAPÍTULO IV
7 ALIMENTOS PARA MELHORAR O FUNCIONAMENTO DO CÉREBRO

1.Chocolate quente

Pesquisas recentes mostram que o consumo de duas xícaras diárias de chocolate quente melhora a performance nos estudos e no trabalho, além de ativar a capacidade de recordar as coisas. Segundo a pesquisa, o chocolate (amargo) melhora o fluxo sanguíneo para o cérebro. Isso deve-se à ação dos flavonoides presentes no cacau. No organismo, eles favorecem a formação de óxido nítrico, substância que dilata as artérias e eleva a carga de oxigênio e nutrientes para os neurônios.

2.Ovo cozido

A gema concentra uma das principais vitaminas essenciais ao cérebro, a colina. Ainda dentro da barriga da mãe, ele é indispensável para o desenvolvimento do centro da memória do cérebro. A colina estimula a formação de neurotransmissores que trabalham pela retenção das lembranças, algo importante para viver com uma mente saudável prevenir "apagões" no futuro.

2.Grãos e cereais

As leguminosas, como feijão e soja, e os cereais integrais, como flocos de aveia, milho e trigo, ajudam a dosar a velocidade com que a glicose (o combustível do cérebro) vai para o cérebro. Tanto picos de açúcar no sangue como a carência dele fazem o raciocínio ficar mais lento.

Um cardápio balanceado e dotado de alimentos integrais melhora as funções cognitivas e, por auxiliar a regular a pressão, presta serviço na prevenção de males neurodegenerativos.

4.Peixe

O ômega-3, presente no peixe, auxilia na batalha contra inflamações pelo corpo, fomenta a circulação e, por ser incorporado às membranas das células nervosas, colabora com a habilidade de armazenar informações. Também há evidências de que essa gordura contribui para diminuir o risco de doenças como o Alzheimer, marcadas pela morte progressiva dos neurônios.

Pescados de águas frias, caso do atum, do salmão, da cavalinha, são os que mais contêm o ômega-3. (Recomenda-se evitar a fritura a fim de preservar suas propriedades). Além da gordura especial, peixes também contêm proteínas essenciais para o cérebro. Elas fornecem glutamina e tirosina, os mensageiros químicos que asseguram boa comunicação entre os neurônios.

5.Chá-verde

Segundo estudos recentes, uma substância presente na infusão à base de Camélia sinensis, a teanina, instiga a formação de novos neurônios, fenômeno conhecido como neurogênese que ajuda a blindar o cérebro ante o avanço da idade. Além disso, a atuação da substância se dá sobretudo no hipocampo, área do cérebro associada à memória e ao aprendizado.

Além de ter antioxidantes que resguardam a circulação cerebral, o chá-verde contém cafeína. Ela é um estimulante que inibe a degradação da noradrenalina, o que faz reduzir a fadiga. Os níveis de cafeína do chá são menores que os do café, o que evita sobrecargas da substância. Enquanto o café deixa a mente mais alerta, o chá-verde ajuda a reter as informações.

6.Castanha-do-pará

A castanha-do-pará é a oleaginosa que mais contém selênio. A substância atua sobre as enzimas responsáveis por controlar os radicais livres, moléculas formadas naturalmente no organismo, que, em excesso, ocasionam a morte de neurônios e predispõem a males como o Alzheimer. Em uma unidade de castanha já se supre a recomendação diária de selênio, que também pode ser encontrado, em quantidade menor, nos cereais integrais e nas leguminosas.

7.Frutas roxas e vermelhas.

Os morangos, amoras, framboesas, uvas mirtilos, etc, auxiliam na preservação da memória.

CAPÍTULO V
MENOS CARNE, MAIS VEGETAIS PARA UMA MELHOR SAÚDE

Segundo as atuais pesquisas científicas, o consumo de carne de vaca, porco ou ovelha não deve exceder em ½ quilo por semana. Só que essa redução no consumo deve ser acompanhada pelo incremento nas porções de verduras e legumes. Para obter os benefícios demonstrados nas pesquisas, o mais importante seria ampliar a ingestão dos vegetais. O motivo é o seguinte: as hortaliças e as frutas reúnem uma grande quantidade de substâncias que proporcionam longevidade.

Está comprovado que o padrão vegetariano leva vantagens em termos de prevenção. Até porque, em geral, indivíduos que privilegiam esse tipo de dieta tendem a ser mais magros, praticam exercícios, bebem menos e não fumam. Tudo isso ajuda a entender os resultados das recentes pesquisas.

O consumo da carne vermelha

O problema de consumir carne vermelha em excesso se deve ao fato de ela ser uma grande fonte de gordura saturada, cujo excesso é um conhecido fator de risco cardiovascular. Já os embutidos e as versões processadas contêm muitos conservantes, como o nitrito e o nitrato.

Anos e anos de ingestão desse alimento contribuem para o surgimento de tumores.

Como o bom senso deve prevalecer, o correto é priorizar sempre a carne fresca e com menor percentual de gordura. Com os cortes magros se obtêm os benefícios e mínimo de danos.

É bom reconhecer que a carne vermelha tem seu valor nutricional, como proteínas, ferro e vitamina B12.

Mesmo fazendo a substituição por fontes vegetais, fica mais complicado para o organismo aproveitar todos esses elementos. Alguns vegetarianos têm que repor esses nutrientes por meio de cápsula.

Essa é uma questão bastante polêmica entre carnívoros vegetarianos e profissionais de saúde.

Existem, porém, trocas válidas. Cerca de 100 gramas de carne podem ser substituídas por uma concha de feijão, o que resolve a necessidade de ferro. No caso da vitamina B12, mesmo comendo carne, muita gente não absorve o nutriente adequadamente. E o pior é que têm-se pouquíssimos produtos fortificados no mercado. O ideal é que houvesse mais alimentos enriquecidos com a vitamina, da mesma forma que acontece com o iodo no sal e com o ácido fólico em farinhas.

Os tipos de vegetarianos
SEMIVEGETARIANO

No máximo 30% de seu cardápio é de origem animal. Até come um pouco de carne vermelha, só que prioriza frango e peixe. Leite, ovos e queijos são mantidos. O consumo maior é de vegetais.

PESCOVEGETARIANO

Do reino animal, só concede aval à entrada de peixes e frutos do mar. Seu cardápio lembra um pouco a dieta mediterrânea, considerada por especialistas como uma das mais exemplares.

OVOLACTO-VEGETARIANO

Não come carnes, mas ingere outros produtos, como ovos, leites, iogurtes e queijos. Com isso, garante ao organismo boas doses de proteínas e aminoácidos essenciais.

VEGANO

Não come nenhum alimento de origem animal, nem mesmo mel. É um modo de vida que tenta eliminar todo tipo de produto obtido a partir dos bichos, incluindo roupas de couro e cosméticos testados em animais.

CAPÍTULO VI
NOZES AUXILIAM NO COMBATE AO CÂNCER DE MAMA

Os nutrientes das nozes – gorduras boas, caso do ômega-3, aminoácidos e algumas vitaminas, como a E – são responsáveis por benefícios como o controle da pressão arterial, a redução da taxa de colesterol ruim, o LDL, e até a cicatrização.

Pesquisas recentes comprovaram mais um benefício proporcionado pelas nozes: a prevenção do câncer de mama, tipo mais frequente entre as mulheres.

Com relação ao consumo, as porções de nozes devem ser bem distribuídas ao longo do dia. Outras oleaginosas, como amêndoas ou avelãs, também auxiliam na prevenção de tumores de mama.

Aconselha-se evitar o consumo à noite, porque as gorduras, por exigirem mais trabalho para serem absorvidas, deixam o sistema digestivo muito lento. Daí, para quem logo se deita, pode sofrer uma indigestão.

Características da noz
NUTRIENTES
- Ômega 3 e 6
-Vitaminas C e E, zinco, potássio e arginina, um aminoácido.

CALORIAS
698 (em 100 g)
Pode-se incluir nozes em saladas, massas, tortas e doces.

BENEFÍCIOS
- Protege o coração
- Diminui as taxas do colesterol ruim
- Evita o cansaço

CAPÍTULO VIICASTANHAS AUXILIAM NA MELHORA DA SAÚDE

Segundo estudos recentes, a ingestão diária de 67 gramas de castanhas e companhia, o que dá aproximadamente dois punhados, reduz o LDL, o mau colesterol, em 7,4%. O que faz as concentrações de triglicérides terem uma queda de 10%. Isso é resultado da grande quantidade de gorduras monoinsaturadas que esses alimentos fornecem.

Esse ácido graxo, presente também no azeite de oliva, é responsável por varrer as moléculas de colesterol das artérias e proteger contra infartos e derrames. Ele deve corresponder a 20% de todas as calorias que uma pessoa consome.

Mesmo em quantidades pequenas, as castanhas são capazes de manter o coração saudável.

Já existem indícios de que a gordura monoinsaturada pode acelerar o processo de emagrecimento.

A seguir, um quadro contendo os nutrientes das principais castanhas.

1. CASTANHA-DO-PARÁ

Calorias...35
Gordura saturada..0,8g
Gordura monoinsaturada...1,2g
Gordura poli-insaturada...1,2g
Selênio...200 a 400mcg
Vitamina E...038mg
Zinco..0,23mg

2. NOZES

Calorias...65,4

Gorduras saturadas...0,6g
Gorduras monoinsaturadas...................................0,9g
Gorduras poli-insaturadas.....................................4,7g
Magnésio..15,8mg
Zinco..0,3mg
Potássio...44,1mg

3. AMÊNDOAS

Calorias..41
Gorduras saturadas...0,3g
Gorduras monoinsaturadas...................................2,2g
Gorduras poli-insaturadas.....................................0,9g
Vitamina E 1,9mg
Fósforo...35mg
Potássio...51mg

4. CASTANHAS DE CAJÚ

Calorias..43
Gorduras saturadas...0,68g
Gorduras monoinsaturadas.......................................2g
Gorduras poli-insaturadas...................................0,58g
Fósforo...36mg
Magnésio..19,5mg
Potássio...42,3mg

CAPÍTULO VIII
VITAMINA B AUXILIA NA SENSAÇÃO DE BEM-ESTAR

Um recente estudo nos Estados Unidos constatou o vínculo entre o consumo de vitaminas B6 e B12 e a prevenção de sintomas da depressão. O estudo revelou que níveis insuficientes desses micronutrientes estão associados à doença. Em outras palavras, investir nas fontes dessas substâncias ajuda afastar a fadiga e os pensamentos negativos.

Felizmente, elas estão bem distribuídas nos alimentos. Carnes, ovos e folhas verdes são ricos em vitaminas do complexo B. O problema é que a população não está comendo direito. O resultado desse descuido é o surgimento de problemas que acometem o corpo todo – e podem, inclusive, originar o mau humor.

Tais nutrientes são capazes de modular a fabricação de neurotransmissores, substâncias químicas que promovem a comunicação entre as células do cérebro.

Pesquisadores da Universidade Federal de Santa Catarina descobriram que o folato, por exemplo, contribui indiretamente para a formação de serotonina, um dos neurotransmissores que propiciam bem-estar e disposição. No organismo, a vitamina passa por uma série de transformações e acaba envolvida na produção de estímulos que geram bom humor.

Equilibrando o bom humor

O consumo de carboidratos e de algumas proteínas é fundamental para evitar a tristeza.

É bom deixar claro que a alimentação é um dos diversos fatores, e não o único, envolvido no surgimento de males como a depressão.

Há também a tendência genética e as influências do próprio ambiente.

Para evitar o mau humor, nenhuma receita funciona sem este fator fundamental: equilíbrio.

Quadro das vitaminas do complexo B

VITAMINA B1 (Tiamina) - Consumo
Homens: 1,2mg/dia
Mulheres: 1,1mg/dia
Onde encontrar:
1 bife de fígado grande fornece 0,3mg

VITAMINA B6 (Piridoxina) – Consumo
Homens: 1,3mg/dia
Mulheres: 1,3mg/dia
Onde encontrar:
2 bananas-prata ou 2 batatas assadas fornecem 0,52mg

VITAMINA B9 (Folato) – Consumo
Homens: 400 microgramas/dia
Mulheres: 400 microgramas/dia
Onde encontrar:
1 tomate médio fornece 249 microgramas

VITAMINA B12 (Cobalamina) – Consumo
Homens: 2,4 microgramas/dia
Mulheres: 2,4 microgramas/dia
Onde encontrar:
1 filé de salmão pequeno fornece a recomendação diária.

CAPITULO IX
PÓLEN PRODUZ AUMENTO DO NÍVEL DE ENERGIA

Prato principal das abelhas, o pólen que elas colhem das plantas são um tesouro nutritivo para o ser humano.

O consumo diário de uma colher de sopa proporciona mais ânimo e saúde.

O poder revigorante do pólen se deve, em parte, às proteínas que possui. O produto contém 18 dos 22 aminoácidos essenciais, partículas que constroem músculos e que o corpo não fabrica.

Trata-se, portanto, de um excelente complemento alimentar, principalmente para atletas e para idosos com perda muscular.

Os flocos são fontes de gorduras, como alguns ácidos graxos, que não só aumentam a disposição como ajudam a eliminar o colesterol ruim – o LDL.

O pólen também ajuda a combater o envelhecimento precoce.

Uma das explicações para esse efeito é a presença de vitaminas como a C e a E. Elas também combatem os radicais livres, moléculas formadas no organismo devido a um processo natural de oxidação e que deterioram as células.

Há indícios de que o pólen também forneça outros poderosos antioxidantes, classificados como flavonoides e compostos fenólicos.

Outro destaque do pólen é o betacaroteno, composto que, no organismo, se transforma em vitamina A, responsável por proteger a visão e a pele.

Algumas amostras de pólen apresentam uma quantidade 20 vezes maior de betacaroteno do que na cenoura, considerada a principal fonte da substância. O pólen ainda é repleto de fibras que auxiliam no funcionamento intestinal.

PROPRIEDADES NUTRICIONAIS
Calorias: 35cal
Carboidratos: 5g
Proteínas: 2g
Gordura total: 1g
Sódio: 0mg

CAPÍTULO X
8 RAZÕES PARA CONSUMIR ZINCO

É comum ouvirmos falar que a carência de ferro pode causar a anemia; a de cálcio enfraquece os ossos e a de potássio provoca cãibras. Mas, com relação ao zinco, pouco se escuta falar.

Segundo pesquisas, a quantidade de ingestão de zinco está abaixo do recomendado. Um levantamento feito pela Universidade de São Paulo revela que 67,4% dos homens e 45,6% das mulheres não consomem o mineral em quantidades adequadas.

Contudo, devido às suas ações no organismo, o zinco tem sido objeto de pesquisas na atualidade.

O Instituto Tecnológico da Alimentação, nos Estados Unidos fez uma revisão de estudos a respeito do zinco e apontou a importância dele em oito situações:

1.Alzheimer

Uma boa parcela dos pacientes com essa doença tem baixos índices de zinco circulando pelo organismo.

Esse mineral integra uma enzima chamada superóxido dismutase, que nos protege do estresse oxidativo. Quando ela não está presente, o cérebro fica bastante vulnerável à ação dos perigosos radicais livres, fator que pode aumentar o risco de Alzheimer.

2.Depressão

Há mais vantagens para cabeça. De acordo com a revisão, o nutriente melhora o quadro de depressão em mulheres jovens. Ao que parece, ele facilita certas sinapses, que são os sinais trocados entre os neurônios. Em última estância, isso afastaria os sintomas da melancolia intensa.

3.Sistema cardiovascular

Na revisão de estudos, os cientistas relatam que a presença de zinco está ligada à melhoria de fluxo nos vasos sanguíneos. Ele ajuda a regular substâncias envolvidas no controle da pressão.

Outra explicação plausível é que a falta do mineral pode alterar o paladar, o que levaria a um uso mais intenso do sal. E o exagero desse tempero fomenta hipertensão. O zinco também é essencial para a reparação de danos nos vãos causados pela oxidação do colesterol LDL. Com isso, o risco de aterosclerose cai.

4.Diabete

O zinco ainda tem uma íntima relação com a estocagem e a liberação de insulina. A carência de zinco acelera o processo de resistência a esse hormônio, deixando-nos mais propensos ao diabete. Sem contar que a suplementação de zinco já provou exercer impacto positivo no controle da retinopatia diabética – quando o portador da doença tem a sua visão ameaçada.

É importante ressaltar que o uso de suplementos é muito controverso; já que altas doses podem piorar o metabolismo da glicose.

5.Cicatrização

Quem está prestes a fazer alguma cirurgia deve prestar atenção na quantidade de fontes de zinco que põe no prato. A deficiência do mineral prejudica a reparação do tecido cortado. É que o zinco participa da fabricação de colagenase, enzima responsável produzir colágeno – uma espécie de cimento da pele. Não por acaso, pomadas para cicatrização são feitas com essa substância.

6.Imunidade

O zinco é o nutriente com maior efeito sobre o sistema imunológico. Na revisão de estudos é mencionado um trabalho que evidencia, em idosos, a associação entre a carência do mineral e a queda na atividade da glândula timo. É nesse órgão, localizado no meio do peito, que ocorre a maturação dos linfócitos T. E eles são importantes células de defesa. Logo, assegurar a prontidão dessas células cria uma barreira contra vários distúrbios.

7.Pneumonia

A presença do zinco nos sistema imunológico ajuda no combate a essa doença. Inclusive, pesquisas já estabeleceram o elo entre o nutriente e a menor duração de uma pneumonia severa. Em crianças com esse problema pulmonar, cientistas perceberam que 20 miligramas do mineral por dia não só aceleravam a recuperação como impediam uma possível resistência a antibióticos, já que diminuíam a exposição a esses medicamentos.

8.Gravidez

O zinco é tão crucial nessa fase que a recomendação de ingestão sobe – passa de 8 para 11 miligramas por dia.

O déficit materno da sustância pode causar infecções intrauterinas, atrapalhar o desenvolvimento fetal e contribuir para o baixo peso do bebê ao nascer.

Fontes de zinco

Contrafilé grelhado (1 bife, 100g)..........................4,8mg
Ostra in natura (3 ostras, 100g0.........................4,38mg
Sardinha assada (100g, entre 3 e 4 unidades).........1,8mg
Leite integral 9200 ml, 1 copo)..............................0,8mg
Aveia em flocos (40g, ½ colher de sopa)................1,4mg
Lentilha cozida (100g, 4 colheres de sopa).............1,1mg
Castanha-de-cajú (20g, 8 unidades)....................0,94mg
Camarão cozido (100g, 10 unidades)......................1,2mg

CAPÍTULO XI
OS BENEFÍCIOS DO OVO

O ovo já foi o vilão da alimentação por causa do colesterol e, apesar de a ciência demonstrar que seus teores não se revertem em malefício dentro do corpo, ainda há quem receie pô-lo à mesa.

Uma nova bateria de estudos, porém, vem destruir qualquer temor: o ovo pode até fazer bem ao coração. E seus benefícios vão além: ele auxilia no emagrecimento, combate o diabete e a perda de memória.

Segue a lista de benefícios que o ovo proporciona:

1.FAVORECE A PERDA DE PESO

O ovo é apontado como um dos principais alimentos capazes de aumentar a saciedade e prevenir ataques de gulodice – especialmente se for incluído no café da manhã. O motivo é que o nutriente é uma excelente fonte de proteínas que suprime o apetite por mais tempo.

2.CONSERVA OS MÚSCULOS

A clara contém várias proteínas, e a principal delas é a albumina; essa proteína auxilia na alimentação da musculatura. Inclusive, ele serve de matéria-prima para suplementos.

A recomendação é consumir até duas claras depois do exercício, de preferência com uma fonte de carboidrato, como tapioca ou pão integral.

3.RESGUARDA AS ARTÉRIAS

Tempos atrás falava-se que a gema do ovo continha enorme quantidade de colesterol. No entanto, descobriu-se que, ao mesmo tempo que fornecia o componente, o alimento também continha substâncias que bloqueiam sua chegada à corrente sanguínea.

Hoje se sabe que apenas um terço do colesterol da dieta é realmente absorvido.

Um estudo recente da Universidade de Connecticut, nos Estados Unidos, constatou que o consumo diário do alimento auxilia no aumento da fração boa do colesterol, o HDL.

4.PROTEGE A VISÃO

A gema do ovo contém duas substâncias que são benéficas aos globos oculares: a luteína e zeaxantina. Essas substâncias são pigmentos com propriedades antioxidantes capazes de se acumular na retina, o tecido no fundo dos olhos que converte as imagens em impulsos lidos pelo cérebro.

Em um estudo da Universidade de Massachusetts, nos Estados Unidos, os cientistas descobriram que o consumo de duas a quatro gemas por dia durante cinco semanas tem um efeito contra a degeneração da mácula, a porção central da retina e responsável pela captação dos detalhes.

5.COMBATE O DIABETE

Estudiosos da Universidade da Finlândia Oriental analisaram, por quase 20 anos, pessoas que consumiam ovos regularmente, e constataram que elas estavam menos propensas ao diabete tipo 2. O menor risco de diabete foi encontrado em pessoas que ingeriam cerca de quatro unidades por semana.

O alimento tem um conjunto de componentes vantajosos, incluindo substâncias anti-inflamatórias, que atuam contra o descompasso da glicose.

6.PRESERVA A MEMÓRIA

A gema é um dos principais reservatórios de colina, uma vitamina que, no cérebro, tem a importante função de ajudar a mente a processar e guardar as lembranças. Ela é ingrediente para a formação de neurotransmissor chamado acetilcolina.

Segundo as recomendações atuais, a necessidade diária de colina é de 425 miligramas para as mulheres e 550 para os homens. Uma gema de ovo oferece aproximadamente 238 miligramas. É praticamente metade da quantidade recomendada.

Alguns estudos já sugerem que a ingestão de colina está associada a uma melhor performance cognitiva. Além disso, a luteína e a zeaxantina da gema também interferem positivamente na massa cinzenta.

Conteúdo do ovo

Energia...73cal
Carboidratos...0,3g
Proteínas...6,6g
Gorduras..4,7g
 Colesterol..198mg

Vitamina A..15µg
Ferro...0,7mg
Potássio..69,5mg

As controvérsias do ovo até os tempos atuais

1960
Autoridades de saúde dos Estados Unidos recomendam restrição no consumo de fontes de colesterol. Eles acusam o ovo e a manteiga de causarem infartos.

1970
A Associação Americana do Coração limita a ingestão de gemas para três unidades semanais.

1990
Estudos questionam o impacto negativo do ovo na saúde cardiovascular. Surgem pistas de que ele, por si, não aumenta o colesterol.

2010
Uma pesquisa canadense conclui que a gema deve ser evitada por quem tem alto risco cardíaco e a compara, nessas circunstâncias, ao perigo do cigarro.

2015
O novo guia alimentar americano não condena mais o colesterol da comida. E saem diversas pesquisas esmiuçando os benefícios do ovo, até mesmo para o coração.

CAPÍTULO XII
15 ALIMENTOS PARA MELHORAR A IMUNIDADE

A alimentação tem um papel importante na imunidade. Imunidade significa proteção contra doenças infecciosas. As células e moléculas responsáveis pela imunidade constituem o sistema imune e sua resposta coletiva e coordenada à introdução de substâncias estranhas no organismo é chamada resposta imune. Por meio da alimentação, o nosso organismo absorve os nutrientes para a formação das células e outras substâncias envolvidas na defesa.

Conheça alguns alimentos que previnem a baixa imunidade.

Açaí

Características:

O açaí é uma fruta arredondada, de cor roxa; lembra uma jabuticaba pequena. Possui um caroço grande e pouca polpa. Com sabor refrescante, é conhecido pelos indígenas como a fruta que chora.

Propriedade terapêutica:

A polpa do açaí é um ótimo energético, sendo que cem gramas possuem 250 calorias. Tem potente ação antioxidante. É uma das frutas com maior poder contra os radicais livres, com efeito significativo sobre o sistema de defesa antioxidante do fígado, auxiliando até mesmo na eliminação de toxinas.

Utilizações culinárias:

O açaí pode ser consumido de diversas formas: sucos, doces, sorvetes e geleias e na tigela, onde a polpa é acompanhada de frutas e até de outros alimentos. Na região amazônica, a polpa do açaí é muito consumida com farinha de mandioca ou tapioca.

Alho
Características:
O alho é um vegetal originado da família liliacerae, possui gosto e odor muito característicos e fortes.

Propriedade terapêutica:
Atua como expectorante, antigripal, desinfetante, anti-inflamatório, antisséptico e vermífugo. Contém antibióticos naturais e substâncias que controlam o colesterol. Também é antibacteriano e antimicótico.

Utilizações culinárias:
Na culinária brasileira é geralmente utilizado para temperar os alimentos.

Amêndoa
Características:
A amêndoa é semente do fruto da amendoeira. Possui forma oval e sua textura é maleável, com sabor amanteigado.

Propriedade terapêutica:
Fonte de proteínas, fibras, ferro, vitaminas B1 e B12, que auxiliam no combate à anemia, bronquite e problemas pulmonares. Também contribui para a manutenção dos tecidos da pele. Contém mais cálcio que o leite.

Utilizações culinárias:
As amêndoas amargas são usadas para fazer óleo de amêndoa, que é utilizado como agente de condimento para alimentos e licores, como o amaretto. A amêndoa doce é utilizada de várias formas na culinária, como farinha, petisco, leite, receitas doces e salgadas.

Batata-doce
Características:
Esta raíz tuberosa possui forma alongada, com extremidades afiladas, e tem a pele externa lisa. Possui um sabor adocicado e suas cores variam de vermelho, roxo, marrom e branco.

Propriedade terapêutica:
É fonte de antioxidante betacaroteno, associado à prevenção de doenças cardíacas, catarata, derrame e diversos tipos de câncer. Reduz a tensão arterial, previne a prisão de ventre, aumenta a performance atlética.

Utilizações culinárias:
A batata-doce pode ser utilizada no preparo de pratos salgados, doces e aperitivos, fécula, farinha e também na alimentação animal, como componente para rações de bovinos e suínos, na forma natural picada, ensilada ou com farinha seca.

Brócolis
Características:
Pertence à mesma família da couve. É uma verdura com duas florescências (as flores nascem duas vezes no

mesmo pé) e cada uma tem características especiais. Na primeira florescência, os talos são grossos e pouco fibrosos.

Propriedade terapêutica:
É rico em sais minerais, principalmente cálcio e ferro. Também contém vitaminas A e C. Porém, esta última se perde quase totalmente durante o cozimento. Estas vitaminas auxiliam no fortalecimento dos ossos, previnem o câncer, protegem o coração e controlam a pressão arterial.

Utilização culinária:
Geralmente é utilizado no preparo de saladas e refogados, podendo ser usado também em pratos como folhados e massas. Pode ser cozido a vapor, o que ajuda a manter seus componentes nutricionais.

Caju
Características:
Fonte de vitamina B2, que auxilia no combate à aterosclerose (entupimento das artérias), osteoporose (doença óssea), doenças cardíacas e gastrointestinais. Possui proteínas, é rico em aminoácidos essenciais que o organismo não consegue produzir e aumentar os níveis de HDL (bom colesterol).

Propriedade terapêutica:
O caju possui vitamina C, com teor maior que o da laranja. Possui também a niacina, uma das vitaminas B e ferro. A vitamina C age contra infecções, a niacina

combate problemas de pele e o ferro contribui para a formação do sangue.

Utilizações culinárias:
A castanha de caju, depois de torrada, é utilizada como petisco, sendo exportada para quase todo o mundo. A castanha verde é usada em pratos quentes.

Cenoura
Características:
A cenoura é uma planta bianual, embora seja cultivada como anual. Possui raíz fusiforme, grossa e carnuda, de cor normalmente alaranjada e sabor adocicado.

Propriedade terapêutica:
Este legume é rico em betacaroteno, um elemento importante para a visão, para a pele e para as mucosas. Possui vitaminas A, C, B2 e B3, fósforo, cálcio, sódio e fibras.

Utilizações culinárias:
É muito usada em saladas, bolos, sucos, cremes, refogados e purês.

Champignon
Características:
O champignon é um tipo de cogumelo comestível. Uma de suas características é que, em um espaço físico pequeno, pode-se fazer uma grande produção. Cada ciclo de frutificação dura de 25 a 30 dias.

Propriedade terapêutica:
Possui baixo teor de gordura e é rico em proteínas, por isso é um alimento muito saudável. Sua composição contém 90% de água e nos 10% restante há uma grande quantidade de proteínas, 18 aminoácidos, cálcio, ferro, cobre, zinco, vitamina C e folato (pertence à família das vitaminas B).

Utilizações culinárias:
Muitos pratos tradicionais levam o champignon, como o strogonoff e até mesmo pizzas. A comercialização deste cogumelo é facilitada por sua embalagem. É consumido fresco ou em conserva.

Espinafre
Características:
O espinafre é uma erva rasteira originária da Ásia, pertencente à família das quenopodiáceas, cujas folhas são comestíveis.

Propriedades:
É uma hortaliça com elevado valor nutritivo. Possui minerais como ferro, cálcio e fósforo e vitaminas A e B. O ferro é muito importante para a formação do sangue. O cálcio e o fósforo participam da formação dos ossos e dentes, da construção muscular e da coagulação do sangue.

Utilizações culinárias:
Pode ser servido cru ou cozido. Para não perder os nutrientes, o ideal é cozinhar no vapor.

Gérmen de trigo
Características:
O gérmen de trigo é a parte mais nobre do grão de trigo, o "embrião" de onde a nova planta começa a brotar.

Propriedade terapêutica:
Esse alimento é muito rico em proteína, com cerca de 28% do nutriente, superando até alimentos como a carne. O ser humano precisa de proteínas para reparar e construir músculos, além, de ajudar outros nutrientes a alcançarem as células. É também calmante, condicionador, dermoprotetor, emoliente, fonte de vitaminas, hidratante e lubrificante.

Utilizações culinárias:
O gérmen de trigo tostado é encontrado em lojas de produtos naturais. Trata-se de uma espécie de farelo de trigo de uma cor amarelada e com aroma bem característico; é acrescentado na ração humana devido às suas importantes propriedades. Pode ser consumido diariamente na dose de uma colher (sopa) e servir iogurte, frutas, saladas ou sobremesas.

Goiaba
Características:
A goiaba é uma fruta típica da América tropical, fácil de encontrar em todas as regiões do Brasil. Possui uma forma arredondada ou oval, e suas cores podem variar de verde, branco ou amarelo.

Propriedade terapêutica:

A goiaba possui alto teor de vitamina C, importante no combate às infecções, hemorragias, fortalecimento dos ossos e dentes, cicatrização de cortes e queimaduras. Possui também vitamina A, B1 e minerais, como cálcio, ferro e fósforo.

Utilizações culinárias:

A goiabada é bastante consumida e acompanha o queijo minas, o famoso "Romeu e Julieta." Usada também em sobremesas, sucos e vitaminas.

Iogurte desnatado

Características:

O iogurte é uma forma de leite que a lactose foi transformada em ácido láctico, por fermentação bacteriana. A diferença entre o iogurte integral e o desnatado é que o desnatado não possui nata e o nível de gorduras é bem menor que o integral. Já o teor de proteínas, cálcios e outros nutrientes se mostram idênticos.

Propriedades:

Com sabor suave, oferece os mesmos nutrientes do leite, como proteínas, carboidratos, vitaminas e sais minerais. Seus micro-organismos vivos exercem influência positiva no corpo, melhorando o funcionamento do intestino. O alimento é rico em minerais (cálcio, fósforo, potássio, magnésio e zinco) e vitaminas (A, B1, B2, B6, B12, niacina e ácido fólico).

Utilizações culinárias:
O iogurte combina com pratos doces e salgados. Pode ser servido em saladas, vitaminas, molhos e mousses.

Melão
Características:
O melão é uma fruta de formato oval com casca de cor amarelada. Rica em água, com sabor levemente adocicado.

Propriedade terapêutica:
O melão é rico em potássio, indicado para os cardíacos, para males do fígado (hepatites, cirrose hepática) e cálculos renais. É também fortificante, calmante, diurético e anticoagulante.

Utilizações culinárias:
Essa fruta é refrescante e combina com vitaminas, mistura de sucos, em saladas, como sobremesa, enfim, é uma fruta que cai bem em várias situações. Fatiado em cubos, em bolas, é delicioso consumi-lo naturalmente ou como parte de receitas, das mais simples às mais sofisticadas.

Ostras
Características:
O nome ostra é usado para um número de grupos diferentes de moluscos que crescem, em sua maioria, em águas marinhas ou relativamente salgadas.

Propriedades terapêuticas:

A ostra tem baixa composição calórica e é de fácil digestão. É composta de: sais minerais, vitamina A, B e D, fósforo, iodo e zinco (ela é a maior fonte deste mineral, seguida da carne vermelha). O zinco é essencial ao organismo, auxilia no crescimento e multiplicação celular, imunidade, reprodução e fertilidade, cicatrização, integridade cutânea, proteção contra radicais livres, visão, metabolismo ósseo e funcionamento cerebral.

Utilizações culinárias:

As ostras podem ser consumidas em sopas, cremes, molhos e gratinadas; mas a preferência é consumi-las cruas, refogadas com limão e polvilhadas com pimenta-do-reino, servidas como entrada.

Toranja

Características:

A toranja é o cruzamento do pomelo com a laranja. É uma fruta de forma globular, ligeiramente achatada, de casca lisa ou rugosa, de cor amarelo pálido ou avermelhado.

Propriedades terapêuticas:

A toranja é uma importante fonte de vitamina C, betacaroteno e flavonoides. Recomendável para a prevenção do câncer e de doenças cardiovasculares. O suco de toranja bebido no inverno ajuda a proteger o corpo, mantendo o sistema imunológico em ótimo estado e prevenido de doenças.

Utilizações culinárias:

Pode ser utilizada na cozinha, para acompanhar carnes, como pato, frango e porco. Consome-se fresca e em sumo, sendo este a única utilização em nível industrial.

CAPÍTULO XIII
ALIMENTOS FUNCIONAIS

Os alimentos funcionais ou nutracêuticos são aqueles que colaboram para melhorar o metabolismo e prevenir problemas de saúde.

Ainda que os benefícios dos alimentos funcionais já sejam conhecidos desde a antiguidade, alguns fabricantes tentam vender a boa saúde como algo exclusivo de seus produtos. As isoflavonas, por exemplo, compostos que ajudam na redução do colesterol ruim (LDL), fazem parte da alimentação humana desde que a soja foi descoberta pelos chineses, há mais de 5.000 anos.

Hoje, com o aprofundamento dos conhecimentos da natureza química das substâncias funcionais e das suas funções no organismo, os laboratórios e a indústria alimentícia passaram a produzir, em larga escala, alimentos funcionais formulados e também "artificiais," como leites fermentados, biscoitos vitaminados e cereais matinais ricos em fibras.

Vale destacar que, antes de chegar ao mercado, a Agência Nacional de Vigilância Sanitária (ANVISA) exige que o fabricante apresente provas científicas das propriedades funcionais alegadas na embalagem.

"Alimento funcional é todo aquele alimento ou ingrediente que além das funções nutricionais básicas, quando consumidos na dieta usual, produz efeitos metabólicos e/ou fisiológicos benéficos à saúde, devendo ser seguro para o consumo sem supervisão médica." – Portaria nº- 398 de 30/04/99 Secretaria de Vigilância Sanitária do Ministério da Saúde do Brasil. Resoluções da ANVS/Nº - 16,17, 18 e 19.

O conceito de alimentos funcionais ainda não obteve consenso, mas podemos considerá-los como "alimento semelhante em aparência aos alimentos convencionais e que, quando consumido como parte da dieta, produz benefício específico à saúde, além de satisfazer os requerimentos nutricionais" ou alimentos, em forma natural ou processada, que contêm níveis significantes de componentes ativos biologicamente e que, ale, da nutrição básica, trazem benefícios à saúde, à capacidade física e ao estado mental."

Uma alimentação equilibrada e variada incluindo, diariamente, alimentos de todos os grupos da pirâmide alimentar nas proporções corretas já fornece alimentos com propriedades funcionais naturais. Fique atento à aquisição desnecessária de produtos funcionais industrializados, que normalmente tem custo mais elevado, já que você pode obter estes nutrientes essenciais e seus benefícios terapêuticos colocando-os in natura em seu cotidiano.

Classificação dos alimentos funcionais

- Alimentos que apresentam benefícios para a saúde em relação a outros similares, como por exemplo, hortaliças obtidas através de técnicas adequadas de cultivo.
- Alimentos processados que tenham sofrido algum tipo de modificação, como por exemplo, teor reduzido de gordura ou enriquecimento com antioxidantes.
- Ingredientes especificamente incorporados a alimentos, como fibras e organismos probióticos.
- Novos alimentos produzidos por biotecnologia ou métodos diferenciados, por exemplo: alimento enriquecido com ômega-3 ou cereais matinais enriquecidos com aveia ou fibras solúveis.

Divisão por propriedades
ALIMENTOS COM PROPRIEDADES IMULOLÓGICAS

Podem melhorar o sistema imunológico, fazendo com que nosso organismo se defenda de micro-organismos.
FONTES: Vegetais, hortaliças, frutas, chás, trigo e peixe.

ALIMENTOS COM ATIVIDADE ANTIOXIDANTE

Protegem o nosso organismo da oxidação provocada pelos radicais livres. Auxiliam no combate a várias doenças como câncer, cardiopatias, catarata e diabetes. São ricos em vitamina C, zinco, Vitamina E, betacaroteno.
FONTES: Cenoura, abóbora, brócolis, espinafre, tomate, entre outros.

ALIMENTOS RICOS EM ÁCIDOS GRAXOS POLIINSATURADOS ÔMEGA-3, ÔMEGA-6

Podem prevenir doenças do coração, aumento das taxas de triglicerídeos e hipertensão arterial.
FONTES: Peixes de água salgada e fria e também semente de linhaça.

Princípios ativos dos alimentos funcionais
ÁCIDOS FENÓLICOS

Componentes funcionais com ação antioncogênica, antissépticos e antioxidantes.
FONTES: Cenoura, tomate, berinjela, pimentão, frutas cítricas, couve, brócolis, cereja.

ÁCIDO-LINOLÊNICO

Estimula o sistema imunológico e reduz as inflamações.
FONTES: Óleos de linhaça, soja; nozes e amêndoas.

ADENOSINA

Esta substância atua no ritmo de atividade dos neurônios, ou seja, atua como uma espécie de calmante do organismo. Age evitando coágulos evitando obstruções arteriais que levam a derrame e infarto. É de grande utilidade nos pacientes hipertensos devido ao fato de relaxar as fibras musculares e agir na elasticidade dos vasos sanguíneos, o que tem um importante papel na hipertensão arterial.
FONTES: Cebola, alho e cogumelo.
Fique atento: O café interfere na eficácia deste princípio ativo, isto ocorre devido à cafeína.

ANTOCIANIDINAS

São pigmentos naturais que possuem um tipo de flavonóide que produz colorações azul, roxa e vermelha nos vegetais. Tem como propriedade a regeneração dos tecidos, atividade circulatória, anti-inflamatório, reduz o colesterol e tem excelente atividade antioxidante.
FONTES: Beterraba, açaí, uva, cereja, repolho roxo.
OBS.: Trabalhos científicos recentes relacionam que a ingestão regular deste pigmento inserido em uma dieta balanceada pode prevenir alguns tipos de câncer.

ARÍLICOS

Atua na inibição da síntese do colesterol, encontrado em abundância no extrato macerado de alho.

BETA-GLUCANOS

Componentes funcionais que protegem contra enfermidades cardiovasculares e circulatórias.

BETALAÍNAS

Como os flavonóides, são pigmentos encontrados em plantas e se assemelham, em aparência e comportamento, às antocianinas. Apresentam pigmentos vermelhos denominados betacianinas e pigmentos amarelos denominados betaxantinas.
FONTE: Beterraba.

BÍFICO-BACTÉRIAS

Favorecem as funções gastrointestinais, produzem vitaminas do complexo B, antibióticos naturais que regularizam a flora intestinal protegendo o intestino de bactérias patogênicas. O iogurte é um alimento que melhora o trânsito intestinal, tem micro-organismos benéficos para a flora que produzem todas as vitaminas do complexo B e antibióticos naturais que protegem o intestino de bactérias patogênicas.
FONTES: Iogurtes e produtos lácteos fermentados.

BILINAS

As bilinas são pigmentos encontrados na bílis, entre os quais o mais importante é a bilirrubina, que tem importante papel na digestão e metabolismo das gorduras, resultando em ácidos graxos e glicerol.

CAROTENÓIDES

Antioxidantes, antiocogênicos, reduzem o acúmulo de plaquetas evitando infarto e derrame cerebral.
FONTES: Tomate, cenoura, abóbora, espinafre, acelga, frutas cítricas, melão, pêssego.

CATEQUINAS

São compostos polifenólicos encontrados em alguns alimentos que fazem parte de uma categoria chamada de flavonoides. Reduzem a incidência de câncer do intestino, estimula o sistema imunológico, tem ação preventiva cardiovascular. A capacidade antioxidante das catequinas são cem vezes maiores do que a da vitamina C e duas vezes a do resveratrol.
FONTES: Chás, cereja, uva, vinho tinto, chocolate.

CUMARINAS

São protetores vasculares, possuem propriedades espasmolíticas e vasodilatadoras, fotossensibilizantes (tratamento da psoríase). Possui atividade antioncogênica e antibiótica, previne a coagulação não desejada no sangue, atua no tratamento da salmonelose.
FONTES: Cenoura, frutas cítricas, canela.

FENÓIS

Possuem propriedades antioxidativas, sendo encontrado em vegetais de cores roxa, azul ou violeta. Possuem atividade anti-inflamatória, evitam a aglomeração das plaquetas sanguíneas e a ação de radicais livres no organismo, protegendo desde o código genético (DNA) aos lipídios, abortando os processos carcinogênicos. Entre os fenóis, encontramos os flavonoides como flavonas e isoflavonas, presentes na soja e em produtos dela derivados, bem como em frutos cítricos e outros alimentos. Os flavonoides possuem propriedades antialérgicas, anti-inflamatórias, melhoram a ação do sistema vascular, em especial os vasos de menor calibre. As isoflavonas atuam como hormônios (fitoestrógenos) e vêm sendo utilizados em larga escala no tratamento de reposição hormonal de mulheres em pré e pós-menopausa, além de promover a redução dos teores do LDL, colesterol responsável pela obstrução dos vasos sanguíneos, sem afetar o HDL, o colesterol que possui ação benéfica no organismo.

FONTES: Uva, cereja, berinjela, chá verde, soja, frutas cítricas, camomila.

OBS.: Uma das ações anticancerígenas dos flavonoides é a inibição do crescimento celular desordenado. Destaque especial deve ser dado às isoflavonas, que são particularmente abundantes na soja, e que possuem a propriedade de bloquear enzimas que promovem o crescimento de tumores, inibindo a carcinogênese mamária e o câncer de próstata.

FIBRAS DIETÉTICAS

Conhecidas por normalizar a motilidade intestinal, prevenindo a constipação e a hemorroida, também reduz os níveis de colesterol e lipídeos, melhorando o controle da resposta glicêmica. Diminui a incidência de câncer de cólon, auxilia no controle da obesidade e, graças à ação antioncogênica, reduz a incidência de câncer de cólon e mama.

FTÁLIDOS

Componentes funcionais que atuam como enzimas benéficas, que possuem atividade antioxidante e anticarcinogênica.
FONTES: Cenoura, salsa.

FLAVONÓIDES

Atividade anti-oncogênica, espasmolíticos, vasodilatadores, anti-inflamatórios, antiulcerosos e antioxidantes. As flavonas, presente em frutos, especialmente os cítricos e em cereais, conferem a cor amarela. As antocianinas são as responsáveis pela coloração arroxeada. Já as leguminosas são ricas em isoflavonóides.
FONTES: Soja, cenoura, frutas cítricas, pepino, tomate, pimentão, berinjela, uva, salsa, nozes, água de coco.

GAMA-GLUTAMILCISTEÍNA ALÍLICA

Relacionado com a redução da pressão sanguínea e favorecimento do equilíbrio do sistema imunológico.
FONTE: Macerado de alho.

HEME

O heme é encontrado em proteínas do sangue e da carne. Ela se combina facilmente com oxigênio formando a oxi-hemoglobina.

INDÓIS

Substâncias ativas que desativam os estrógenos.
FONTES: Couve, repolho, brócolis.

ISOFLAVONAS
Substância funcional com ação antioncogênica e largamente utilizada nos tratamentos do climatério, com resultados eficazes quando inseridos em um plano alimentar, evitando a reposição por hormônios sintéticos.
FONTES: Soja e derivados.

ISOTIOCIANATOS
Substâncias com princípios ativos indutores de enzimas protetoras.

LIGNANAS
Componente funcional de acentuada ação citostática, anti-inflamatória, antioxidante. Protetor hepático, com ação preventiva em diversos tipos de câncer.
FONTES: Noz moscada, semente e óleo de linhaça, gergelim.

LIMONÓIDES
Componente funcional indutor de enzimas protetoras.

LIPOCENO
É um dos mais importantes componentes da família dos carotenóides, que engloba mais de 600 elementos diferentes, incluindo o alfa e betacaroteno. Substância antioxidante, antioncogênico, com tolerância à radiação UVE que contribui para a prevenção do câncer da próstata, mama e doenças cardiovasculares devido à oxidação do colesterol ruim (LDL).
FONTES: Tomate, pimentão, melancia, cenoura, mamão.

LUTEÍNA

Componente funcional do grupo dos carotenóides, é o pigmento amarelo encontrado em diversas plantas e vegetais. Protege a retina contra lesões solares e degenerações maculares e previne o câncer de cólon.

A luteína não é sintetizada em nosso organismo, e devido a este fato, devemos ingeri-la diariamente pelos menos 6 mg por dia.

FONTES: Espinafre, alface, brócolis, cenoura, laranja, cereais, ovos, nectarina, mamão, pêssego, couve de Bruxelas, repolho, couve-flor, ervilha, milho, rúcula.

MONOTERPENOS

Componentes funcionais que inibem a produção de colesterol, potentes antioxidantes, antioxidantes, anti-oncogênico por excelência, prevenindo uma série de neoplasias.

FONTES: Cenoura, tomate, berinjela, pimentão, grãos integrais, frutas cítricas, cereja.

OBS.: Para que um produto funcional estampe em sua embalagem que contém fibras, a Anvisa estabelece que deve constar no rótulo do produto, quando em cápsulas, tabletes, esta informação em destaque e me negrito: "O consumo deste produto deve ser acompanhado da ingestão de líquidos."

Fique atento e consuma muita água para garantir um bom trânsito intestinal.

OLIGOSSACARÍDEOS

Componentes funcionais que ativam a microflora intestinal, aumentando a resistência do organismo na prevenção de uma série de enfermidades.
FONTES: Frutas e cereais.

ÔMEGA-3

Esta é um tipo de gordura muito benéfica para a circulação, cujos benefícios vêm sendo pesquisados desde a década de 70, e hoje já são fatos confirmados.

Essa gordura não é produzida pelo organismo humano. Portanto, deve ser fornecida através da alimentação.
O consumo frequente de alimentos ricos em ômega-3 reduz os níveis de colesterol ruim (LDL) e triglicerídeos no sangue, e também a pressão arterial.

São ácidos graxos poli-insaturados, de onde são derivadas substâncias com ação anticoagulante (prostraglandinas e leucotrienos). Como benefícios de sua ingestão, podem ser referidos a redução da agregação plaquetária, da pressão sanguínea, da viscosidade do sangue, da hiperplasia vascular e das arritmias cardíacas. Em doses adequadas, aumenta a sobrevida plaquetária e o funcionamento dos beta-receptores cardíacos. Também reduz os níveis de colesterol e de triglicerídeos no sangue e possui efeito anti-inflamatório. Existem produtos enriquecidos com os ácidos graxos ômega-3, como leite longa vida, leite em pó e ovos.
FONTES: Peixes de águas frias (atum, salmão, arenque, sardinha, bacalhau). Também estão presentes no óleo de

canola e, em menores concentrações, no óleo de soja e em castanhas.

Fique atento: O ômega-3 possui atividade oxidante, sendo recomendado consumi-lo associado a antioxidantes, como a vitamina E.

ÔMEGA-6

Ácidos graxos essenciais, estas substâncias funcionais ajudam a reduzir o LDL, o risco de ataque cardíaco, aumentam o LDL, regularizam a queda da imunidade, auxiliam na cicatrização de feridas da pele, atenuam a queda de cabelos, reduzem as infecções e auxiliam na redução do risco de alguns tipos de câncer.
FONTES: Oleoginosas, prímula, linhaça, gergelim.

POLIACETILENOS

Componentes funcionais que protegem contra cânceres causados por substâncias presentes no tabaco, atuando como potente antioxidante.
FONTES: Cenoura, aipo e salsa.

POSLISSULFETO DE-ALILA

Este componente funcional é um potente antioxidante, reduz a taxa de placas gordurosas, auxilia no controle da hipertensão.

Tem importante papel anti-inflamatório, anti histamínico; atua na prevenção de doenças cardiovasculares; efeito preventivo de úlcera e doenças cardiovasculares. É também um potente anticancerígeno com ação antiviral. Tem a propriedade de inibir danos às estruturas neurovasculares da pele e em neurônios.

FONTES: Alho, cebola, arnica e frutas.

Fique atento: O consumo destes alimentos auxilia no diabetes porque converte a glicose em sorbitol, composto ligado inclusive a lesões oftálmicas como catarata.

RESVERATROL

É uma substância classificada como fitoalexina, que funciona como antibióticos nas plantas e são produzidas como mecanismo de autodefesa contra danos causados por agentes externos. Na maioria das vezes é produzido pelas plantas em defesa à invasão por fungos. Por isso, a quantidade de resveratrol no vinho varia de acordo com o tempo que as cascas de uva permaneceram no processo de fermentação.

É utilizado na prevenção de doenças cardiovasculares, hepáticas, antivirais; prevenção de diversos tipos de câncer.

FONTES: Uvas vermelhas e roxas, diversos vegetais e frutas como amora.

SAPNINAS

Este componente funcional tem excelente atuação nas cicatrizações; atua como redutor do colesterol ruim (LDL); tem ação preventiva do câncer e reforça a ossatura, pois auxilia na absorção do cálcio. Tem ação no tecido nervoso central e na diurese.

TANINOS

São componentes funcionais glicosídeos distribuídos em diversas espécies de plantas. Tem a propriedade de

precipitar proteínas e vários alcaloides em solução; e com ferro, dão origem a soluções preto-azuladas.
FONTES: Chás, maçã, manjericão, sálvia, uva, caju, manga.

TOCOFERÓIS E TOCOTRICÓIS

Também conhecidos como vitamina E, possuem efeito inibitório dos processos oxidativos de lipídios e são considerados nutrientes muito importantes porque sua única fonte são os vegetais que os sintetizam. Os tocotrienóis demonstraram capacidade de inibição do crescimento de células cancerígenas.
FONTES: Sementes de oleaginosas, folhas e outras partes verdes das plantas.

TERPENOS

Funcionam como antioxidantes, protegendo os lipídios e os fluidos corporais da ação deletéria de radicais livres.

Estudos médicos demonstraram a eficiência de terpenos na redução dos riscos de câncer de mama, pulmão, cólon, estômago, próstata, pâncreas, fígado e pele, entre outros.
Os limonóides se encontram nas cascas de frutas cítricas e atuam protegendo o tecido pulmonar. Previnem determinados tipos de câncer e fortalecem o sistema imunológico.

O álcool perílico (encontrado em cerejas) tem estrutura química parecida com o limoneno, possuindo atividade anticancerígena cinco vezes mais potente que esse composto.

FONTES: Vegetais e frutas com pigmentação amarela, laranja ou vermelhas (tomate, abóbora, pimentão, laranja), produtos de soja e outros grãos.

OBS.: Crianças que ingerem uma quantidade diária adequada de vitamina A, previnem uma série de doenças que ocorrem pela deficiência dessa vitamina, como a xeroftalmia (dessecamento dos dutos lacrimais) e querotomalácia (ulceração da córnea).

TRITERPENÓIDES

Componentes funcionais que previnem as cáries; possuem ação antiulcerativa, antioxidante e anti-inflamatória.

FONTES: Soja, frutas cítricas e alcaçuz.

TRITERPENOS

Componentes funcionais com ação expectorante, antioxidante, anti-inflamatória, vasoconstritora. Atenuam os sintomas do climatério, melhorando os fogachos e sintomas deste período da mulher.

FONTES: Cicuta aquática (planta tóxica da família das Apiaceae) e guaçatonga (erva de lagarto).

ZEAXANTINA

Substância funcional pertencente ao grupo dos carotenóides amarelos. Potente antioxidante, responsável pela proteção do tecido dos olhos contra a exposição à luz solar.

FONTES: Nectarina, laranja, mamão, pêssego, brócolis, couve de Bruxelas, repolho, couve-flor, ervilha, milho, rúcula, entre outros.

De uma forma geral, os alimentos funcionais podem ser divididos em quatro categorias básicas: compostos antioxidantes, redutores de riscos cardiovasculares, reguladores da fisiologia do trato gastrointestinal, moduladores de funções comportamentais e psicológicas.

COMPOSTOS	AÇÕES NO ORGANISMO	FONTES ALIMENTARES
BETACAROTENO[1]	Antioxidante que diminui o risco de câncer e de doenças cardiovasculares	Abóbora, cenoura, mamão, manga, damasco, espinafre, couve
LICOPENO	Antioxidante relacionado à diminuição do risco de câncer de próstata	Tomate
FIBRAS	Redução do risco de câncer de intestino e dos níveis de colesterol sanguíneo	Frutas, legumes, verduras em geral e cereais integrais
FLAVONÓIDES	Antioxidantes que diminuem o risco de câncer e de doenças cardiovasculares	Suco natural de uva, vinho tinto
ISOFLAVONAS[2]	Redução dos níveis de colesterol sanguíneo e do risco de doenças cardiovasculares	Soja
ÁCIDO GRAXO ÔMEGA-3[3]	Redução dos níveis de colesterol sanguíneo e do risco de doenças cardiovasculares	Peixes, óleo de peixes
PROBIÓTICOS	Redução dos níveis de colesterol sanguíneo e do risco de doenças cardiovasculares	Iogurtes, leite fermentado

---

[1]Betacaroteno - Como age: Quando ingerimos gorduras e proteínas, o betacaroteno se converte em vitamina A, protegendo as células do envelhecimento

[2]Isoflavonas - Como age: Por ter uma estrutura química semelhante ao estrógeno (hormônio feminino), alivia os efeitos de calor e cansaço da menopausa e da tensão pré-menstrual (TPM).

[3]Ômega-3- Como age: Reduz os níveis de triglicerídeos e do colesterol total do sangue, sem acumulá-lo nos vasos sanguíneos do coração.

CAPÍTULO XIV
ALIMENTOS DO BEM

No nosso intestino existem bactérias que possuem funções como: síntese de vitaminas (por exemplo, a vitamina K), que auxiliam na digestão dos alimentos e estimulam o equilíbrio imunológico. O equilíbrio dessas bactérias ajuda na manutenção da saúde do nosso corpo. Alimentos nutracêuticos, como probióticos, prebióticos simbióticos contribuem bastante para o equilíbrio dessas bactérias.

A seguir, o quadro dos principais alimentos nutracêuticos:

PROBIÓTICOS

Probióticos são alimentos ou suplementos alimentares que contêm microrganismos vivos importantes na manutenção da flora intestinal que, em conjunto com uma alimentação saudável, promovem a saúde. A Legislação Brasileira define probiótico como: *"Um suplemento alimentar microbiano vivo que afeta de maneira benéfica o organismo pela melhora no seu balanço microbiano."*

As bactérias mais utilizadas como suplementos probióticos para alimentos são principalmente dos gêneros Lactobacillus e Bifidobacterium. Estas são encontradas naturalmente no trato gastrointestinal humano saudável; são isoladas e então utilizadas como aditivos dietéticos.

Os probióticos podem ser comercializados como preparações farmacêuticas em forma de cápsulas e saches ou naturais, como leite fermentado e iogurtes. Atualmente, entre os alimentos probióticos disponíveis no mercado estão as sobremesas à base de leite, leite fermentado, leite em pó, sorvete, iogurte e diversos tipos de queijo, produtos na forma de cápsulas ou produtos em pó para serem dissolvidos em bebidas frias, sucos fortificados, alimentos de origem vegetal fermentados e maioneses.

EFEITOS BENÉFICOS

Manutenção do equilíbrio das bactérias no intestino, prevenção e tratamento de diarréias; melhora da digestão da lactose (açúcar do leite). Várias doenças são beneficiadas com esses alimentos funcionais, entre elas o câncer e doenças alérgicas.

PREBIÓTICOS

Prebióticos são carboidratos não digeríveis, também chamados de fibras dietéticas, que estimulam seletivamente a proliferação ou atividade de populações de bactérias desejáveis no intestino. Entre as substâncias prebióticas, destacam-se a lactulose, o lactitol, oxilitol, a inulina e alguns oligossacarídeos não digeríveis, como por exemplo, os frutos oligossacarídeos. São encontrados principalmente em alimentos como chicória, alcachofra, alho, cebola, soja, leite humano, banana e tomate.

EFEITOS BENÉFICOS

Aumento da absorção de cálcio; aumento das bactérias desejáveis no intestino, diminuição do risco de câncer de cólon, entre vários outros.

SIMBIÓTICOS

Simbióticos são produtos que combinam probióticos e prebióticos, como por exemplo, quando um prebiótico como o frutooligossacarídeo é adicionado a um iogurte probiótico.

O consumo de prebióticos junto com probióticos aumenta a eficiência de cada um deles.

EFEITOS BENÉFICOS

O consumo conjunto potencializa a eficácia, promovendo maior saúde do trato gastrointestinal, contribuindo para o bem-estar do indivíduo.

Associar estes alimentos funcionais com uma dieta variada, rica em verduras, frutas, chás e muita água, evitando alimentos gordurosos e açúcar, proporcionará uma saúde melhor.

CAPÍTULO XV
ALIMENTOS NUTRACÊUTICOS E TERAPÊUTICOS
Usos e valores nutricionais

Abacate

Considerado uma rica fonte de vitamina A e potássio, tem mais proteína que qualquer outra fruta: cerca de 2g para cada porção de 100g. Possui, ainda, ferro, magnésio, e vitamina C, E e B6. É sempre consumido cru: além dos famosos creme de abacate, preparado com leite e limão, pode acompanhar pratos quentes, como um molho de massa condimentado ou em fatias sobre carnes de ave grelhada.

Abacaxi

Rica fonte de vitamina C, com boas quantidades de vitamina B6 (excelentes para o alívio dos sintomas de laringite), tiamina, ferro e magnésio. É pouco calórico; daí ser muito usado em dietas. Possui bromelina em seu suco, uma enzima muito utilizada no tratamento de problemas digestivos.

Abóbora

Rica em caroteno, pigmento que lhe confere a cor alaranjada e que é precursor da vitamina A, atua como antioxidante no organismo.

Acerola

Esta fruta tropical, além de possuir as vitaminas A, B1 e B2 em grande quantidade, é uma excelente fonte de vitamina C. É rica em cálcio, fósforo e ferro. Por sua quantidade incrível de vitamina C – em 100g da parte comestível da fruta, pode-se encontrar até 80 vezes mais vitamina C que na mesma quantidade de limão ou laranja – a acerola é recomendada no combate a gripes, resfriados, tuberculoses pulmonares, diabetes, disfunções do fígado, e também para cicatrizações difíceis e disenterias.

Agrião

O agrião é um dos vegetais que estão na lista dos mais nutritivos, além de possuir baixo valor calórico. O agrião oferece um sabor interessante por ser ligeiramente amargo e ardido. O suco é bastante refrescante e combina extraordinariamente bem com frutas cítricas, como o abacaxi.

Alcachofra

A alcachofra possui cinaropicrina, que promove o aumento das secreções biliares e gástricas, ajudando no controle do colesterol e da glicemia. Pode ser usada como auxiliar em regimes de emagrecimento devido ao seu potencial depurativo do sangue. É boa fonte de vitamina C e potássio.

Alface

A alface constitui uma importante fonte de sais minerais, principalmente de cálcio e de vitaminas, especialmente a vitamina A. Juntamente com o tomate, é a hortaliça preferida para as saladas devido ao seu sabor agradável e refrescante e facilidade de preparo. Além disso, contém muitas fibras, poucas calorias, e muitos outros nutrientes que variam de acordo com a variedade.

Alho

O alho diminui a hipertensão e os níveis de colesterol do sangue. Tem propriedades antivióticas e bactericidas formidáveis. É indicado para infecções em geral e congestão nasal. Contém adenosina, substância que atua no ritmo de atividade dos neurônios, ou seja, atua como calmante do organismo, além de ajudar na prevenção de derrame e infarto, sendo indicado para pacientes hipertensos.

Ameixa

A ameixa é um alimento nutritivo de baixo valor calórico, seja quando ingerida em saladas de frutas, assados, compotas, pudins ou em pratos de carne.
A ameixa fresca tem, em média, somente 36 calorias e é uma boa fonte de fibras importantes para a dieta. Fornece, além disso, boas quantidades de diversos nutrientes, entre eles, vitamina C, potássio, riboflavina e outras vitaminas d complexo B.

Aveia

Rica em ferro, proteínas, além de vitaminas, carboidratos e fibras insolúveis, o consumo da aveia auxilia no bom funcionamento intestinal, diminuindo a absorção de colesterol total e LDL, que é o colesterol ruim, tendo efeito de proteção para o coração.

Azeite

O azeite d oliva tem gordura do tipo monoinsaturada, que atua a favor da diminuição do LDL (colesterol ruim) e aumento do HDL (colesterol bom).

Também pode ser substituído por óleo de canola, óleo de amendoim, castanha de caju, amêndoa, amendoim, nozes e abacate.

Batata-doce

Excelente fonte de betacaroteno, o que ajuda a evitar certos tipos de câncer. Com seu gosto adocicado, a batata-doce tem muito amido e fornece quase a mesma quantidade de calorias que os outros tipos de batatas.

Berinjela

Tem pouquíssimas calorias e proporciona uma boa sensação de saciedade. Possui propriedades antioxidativas e anti-inflamatória, ajudando a evitar a aglomeração das plaquetas sanguíneas e a cão de radicais livres no organismo.

OBS.: Absorve muita gordura durante o processo de fritura, cerca de 4 vezes mais do que uma bata frita.

Beterraba

A beterraba possui vitamina A, que ajuda na produção de melanina, responsável pela cor da pele. É boa fonte de vitamina C, além de possuir poucas calorias. Suas folhas, as partes mais nutritivas do vegetal, são ricas em potássio, cálcio, ferro, betacaroteno e vitamina C, e além de servirem para fazer sucos, podem ser cozidas e servidas.

Brócolis

Rico em isotiocianatos, indóis, tiocianatos e nitrila, substâncias químicas que atuam como antioxidantes na prevenção de diversos tipos de câncer, principalmente o de bexiga e a degeneração macular. Também é excelente fonte de vitamina C e boa fonte de vitamina A. Tem quantidades significativas de proteínas, cálcio, ferro e outros sais minerais em abundância.

Os sucos de brócolis são ricos em cálcio e ajudam a retardar os efeitos e osteoporose.

Caju

A polpa do caju é extremamente rica me vitamina C e pode ser consumida pura, ou em sucos, sorvetes, doces e bebidas. Assim, o suco de caju tem efeito diurético, depurativo e sudorífero. Sua polpa ou o suco é indicado nos tratamentos de diabete, eczema, reumatismo e o combate a gripes e resfriados.

Caqui

O caqui é excelente fonte de vitamina C (que auxilia na defesa e manutenção do organismo) e sais minerais como ferro, fósforo e cálcio. É fruta rica também em betacaroteno, que atua como antioxidante e combate a formação de radicais livres.

É indicado para o bom funcionamento do intestino, por conter fibras, e atua como calmante, devido à alta concentração de açúcar e frutose.

É essencial para a visão, unhas e cabelos. Auxilia no desenvolvimento ósseo; retarda o envelhecimento precoce do organismo.

Cebola

Ajuda a prevenir infecções superficiais, a reduzir o colesterol e a controlar a pressão arterial. Contém componentes antioxidantes e também quercetina, potente anticancerígeno com ação antiviral que também atua em diabetes e na proteção dos neurônios.

Cenoura

Fonte de betacaroteno e de fibras e potássio. Pode ajudar a diminuir os níveis de colesterol no sangue e proteger contra o câncer. Também possui grande quantidade de vitamina A, um nutriente essencial para a saúde dos cabelos, pele, olhos e ossos.
OBS.: O cozimento da cenoura aumenta seu valor nutritivo porque quebra as membranas que envolvem o betacaroteno. Para converter o betacaroteno em vitamina A, o corpo necessita de, pelo menos, uma pequena quantidade de gordura, porque a vitamina A é solúvel em gordura, e não de água.

Chá verde

Rico e flavonoides e catequinas, contribui para reduzir a incidência de alguns tipos de câncer, especialmente o de estômago.

Estimulante, contém substâncias antioxidantes que neutralizam os radicais livres e ativam o sistema imunológico, prevenindo doenças degenerativas. Manganês, potássio, ácido fólico e vitaminas C, K B1 e B2 também estão presentes no chá verde.

Coco

O coco é uma boa fonte de ferro e fibras. Contém grande quantidade de ácidos graxos, de fácil digestão. Também contém grande quantidade de gorduras e calorias. Como alimento, é um dos mais complexos que existem.

Couve

Excelente fonte de betacaroteno e vitaminas C e E, ferro e potássio. Contém bioflavonóides e outras substâncias que protegem contra o câncer.
A couve é rica também em cálcio, que tem papel importante na capacidade de concentração e no relaxamento muscular, assim como na ativação de enzimas digestivas, e em fósforo, que faz parte da estrutura de dentes e ossos (assim como o cálcio). O equilíbrio entre esses dois minerais mantém as funções do nosso metabolismo.

Couve-flor

Excelente fonte de vitamina C, rica em potássio. Possui poucas calorias e muitas fibras. Rica em nutrientes, especialmente vitamina C; contém boas quantidades de potássio e vitamina B6. Contém, ainda, bioflavonóides e outras substâncias química, que protegem contra o câncer.

Espinafre

Suas folhas possuem muitos nutrientes valiosos, como antioxidantes e bioflavonóides que ajudam a bloquear as substâncias causadoras de câncer.

É rico em carotenóides, como betacaroteno e luteína.
É boa fonte de vitaminas A e C, e potássio.

Figo

Tanto fresco quanto seco, é rico em pectina, uma fibra solúvel que ajuda a reduzir o colesterol no sangue. São ricos em magnésio, potássio, cálcio, ferro e fibras. O consumo de figos frescos proporciona efeito laxativo.

Goiaba

A goiaba apresenta alto teor de pectina e outros tipos de fibras dietéticas solúveis. As goiabas têm quase cinco vezes mais vitamina C do que as laranjas, além de ser boa fonte de potássio e ferro.

Jabuticaba

A jabuticaba é boa fonte de minerais como cálcio, ferro e fósforo; possui vitaminas do complexo B, assim com uma boa quantidade de vitamina C.

Laranja

Uma laranja de tamanho médio contém cerca de 70 mg de vitamina C, uma quantidade maior do que as necessidades diárias de um adulto. Protege contra danos causados às células pelos radicais livres e ajuda a reduzir o risco de certos tipos de câncer, ataques cardíacos, derrames cerebrais e outras doenças. Além disso, contém betacaroteno, tiamina e potássio.

Leite fermentado e iogurtes

Alimentos probióticos devido à presença de bactérias vivas, que atuam na promoção do equilíbrio da flora intestinal.

Para ostentarem o selo da ANVISA de alimentos funcionais, estes produtos devem conter alguns tipos de lactobacilos, bifidobactérias ou enterococos que efetivamente contribuem para o equilíbrio da flora intestinal, quando consumidos em associação com uma alimentação equilibrada.

Limão

O limão, assim como as demais frutas cítricas, tem alto valor nutricional.
Fonte de vitamina C, é um antioxidante natural e tem poucas calorias, o que o torna uma opção saudável para sucos e temperos.

Linhaça

Rica em ácido graxo-linolênico e a lignina, que atua de forma semelhante aos isoflavonóides, seu consumo ajuda na redução das lesões nas artérias provocadas pelo acúmulo de gordura.
Os compostos bioativos podem ser obtidos nas sementes de linhaça, nos óleos obtidos a partir de suas sementes ou em grãos inseridos às preparações caseiras ou industriais (pães, muffins, biscoitos, bolos, cereais matinais).

Maçã

A maçã tem poucas calorias e muitas fibras solúveis, que ajudam a reduzir o colesterol.

A pectina (fibra solúvel) atua na absorção de toxinas. A casca da fruta contém ainda uma pequena quantidade de betacaroteno, e o miolo, potássio e ferro.

Esta fruta ajuda a reduzir os níveis de colesterol no sangue, e por absorver grandes quantidades de água do trato intestinal, também ajuda a prevenir a prisão de ventre.

OBS.: Morder ou mastigar uma maçã estimula as gengivas e o seu sabor faz aumentar a quantidade de saliva, diminuindo o número de bactérias na boca e evitando as cáries.

Mamão

Além de auxiliar nos processos intestinais, é rico em potássio e vitaminas A e C e, como a maior parte das frutas alaranjadas, também é rico em betacaroteno.

Manga

Excelente fonte de betacaroteno, vitamina C, vitamina E e niacina, a manga possui também alto teor de ferro e potássio. Tem baixo teor de calorias e alto teor de fibras. Também é rica em pectina, fibra solúvel importante no controle do colesterol no sangue.

Maracujá

Boa fonte de carboidratos, contém vitaminas A e C, além de vitaminas do complexo B. É rica em minerais com cálcio, fósforo e ferro. Tem propriedades depurativas, sedativas, adstringentes e anti-inflamatórias. Suas sementes atuam como vermífugos.

Melancia

Embora constituídas em sua maior parte de água, as melancias são muito nutritivas, além de saborosas, pois fornecem vitaminas A e C, potássio e outros minerais. O potássio atua no equilíbrio dos líquidos do organismo, na transmissão nervosa, na função renal e na contração da musculatura cardíaca.

Melão

Nutritivo, fornece vitaminas A e C, potássio e outros minerais.

As variedades amarelas têm maior teor de vitamina A. Alguns têm bastante pectina, fibra solúvel que ajuda a controlas o nível de colesterol no sangue.

Morango

Com vitamina C e potássio, possui muitas fibras, além de bioflavonóides anticancerígenos.
Por conter quecitina, combate o envelhecimento precoce das células.

Peixes

Ricos em ácidos graxos ômega-3, atua na prevenção de doenças cardiovasculares, contribuindo para a estabilidade dos batimentos cardíacos, a regulação da coagulação sanguínea, a contração e o relaxamento das paredes arteriais e manutenção dos baixos níveis de triglicérides sanguíneos.
Devem ser consumidos preferencialmente assados ou grelhados.

Pêssego

É rico em fibras, pectina, vitaminas A e C, potássio e magnésio e vitaminas antioxidantes.

Pimenta

Fonte de antioxidantes e de bioflavonóides, ale, de vitaminas A e C. Ajuda a aliviar a congestão nasal e a prevenir coágulos sanguíneos.

Pimentão

Pouco calórico e excelente fonte de vitaminas A e C. Aqueles de cores fortes possuem alto teor de bioflavonóides e de ácidos fenólicos, além de esterol (vegetal precursor da vitamina D).

Os pimentões, durante o processo de amadurecimento, variam de cor, indo do verde ao amarelo e ao vermelho.

Repolho

O repolho é uma ótima fonte de vitamina C; é pobre em calorias e é rico em fibras. Ajuda a prevenir o câncer de cólon e na cicatrização das úlceras.

Soja

A soja tem proteína de alta qualidade, ácido fólico e isoflavonas.

Estudos mostraram que as isoflavonas da soja estão relacionadas com a atenuação de fraturas e especialmente na redução dos níveis de LDL (colesterol ruim) e aumento de LDL (colesterol bom).

É um dos poucos alimentos para o qual não existe nenhum substituto na natureza.

Tangerina

Também chamada no Brasil de mexerica, bergamota e mandarina, é tica em vitamina A.

Tomate

Boa fonte de vitaminas A e C e potássio, o tomate contém licopeno, um carotenoide que reduz os efeitos dos radicais livres, estimulando o sistema imunológico. Age na oxidação do colesterol e também protege das alterações que provocam danos celulares e podem desencadear um processo cancerígeno.

Quando sofre processamento, apresenta maior concentração de licopeno.

Ao consumir extrato de tomate, sopas, sucos, molhos e catchup, adicione uma pequena doze de azeite, o que favorece a absorção e seus efeitos benéficos.

Uva

Possui alto teor de pectina e bioflavonóides. Boa fonte d ferro, potássio e vitamina C.

As cascas das uvas contêm um pigmento vegetal que regula os níveis de colesterol no sangue.

OBS.: Vinho: Contém resveratrol, substância responsável pela redução de viscosidade do sangue, apresenta potente papel antioxidante, prevenindo fenômenos aterogênicos e trombogênicos; tem também excelente ação anti-inflamatória e anticancerígena.

Consumo máximo recomendado: 1 cálice ao dia.

Vagem

Com uma quantidade razoável de nutrientes e fibras, uma porção de 100 gramas de vagem cozida fornece 25% das necessidades diárias de vitamina C de um adulto, e cerca de 20% da porção diária recomendada de ácido fólico, bem com uma pequena quantidade de ferro.

CAPÍTULO XVI
VINHO TINTO
Fonte de juventude

O vinho, além de ser uma ótima bebida para consumir com amigos e pessoas especiais, possui diversos benefícios à saúde. O consumo moderado e regular de vinho pode também ajudar na prevenção de diversas doenças. O melhor vinho para a saúde, segundo pesquisadores, é o tinto, devido à maior concentração de antioxidantes.

Suas propriedades medicinais são consideradas importantes, inclusive por cardiologistas, que têm recomendado a bebida com frequência, principalmente para as pessoas com idade acima de 30 anos, quando o risco de doenças cardiovasculares aumenta.

Os benefícios do vinho tinto para a saúde
- REDUZ O RISCO DE DOENÇAS CARDÍACAS

O vinho tinto tem sido consumido para reduzir o risco de doenças cardíacas e cardiovasculares, graças ao resveratrol e outros antioxidantes que contém.

- AUMENTA A LONGEVIDADE

A polpa da uva contém minerais importantes para a saúde, além de compostos antioxidantes que combatem o envelhecimento celular; o que faz muitos acreditarem que o líquido é um verdadeiro néctar da longevidade.

- POSSUI PODER ANTICANCERÍGENO

Pesquisas sobre antioxidantes no vinho tinto mostram que ele pode ajudar a inibir o desenvolvimento de certos tipos de câncer, devido aos polifenóis, que são compostos antioxidantes encontrados na casca e na semente das uvas. Quando o vinho é feito a partir das uvas, o álcool produzido pela fermentação dissolve os polifenóis contidos na casca e na semente.

- REDUZ O RISCO DE ARTRITE EM MULHERES

Pesquisadores descobriram que beber vinho pelo menos três vezes por semana reduz o risco de desenvolver artrite reumatoide em mulheres, pela habilidade que a bebida tem de reduzir a velocidade da resposta do sistema imunológico no corpo e, por isso, estagnar a artrite, que é uma doença autoimune.

- CONTROLA O AUMENTO DE PESO

O vinho pode também impedir o aumento de peso, por meio da substância piceatannol, presente no vinho tinto, retardando a geração de células jovens de gordura e as impedindo de se transformarem em células maduras.

- PROTEGE CONTRA DIABETES

Pesquisas feitas em mulheres mostram que o vinho pode reduzir as chances de surgimento de diabetes. O vinho consumido de forma moderada melhora a sensibilidade das células periféricas à insulina, sendo interessante nos pacientes com diabetes tipo 2.

- AJUDA A REDUZIR O RISCO DE CÂNCER DE MAMA EM MULHERES

Pesquisadores descobriram que o vinho tinto reduziu os níveis de estrogênio, hormônio capaz de diminuir o crescimento de células cancerosas. Pesquisas mostraram que as sementes das uvas tintas reduzem rapidamente os níveis de estrogênio, enquanto elevam a testosterona.

- PODE MELHORAR A QUALIDADE DE VIDA

O vinho possui cromo e silício, que também têm ação benéfica na limpeza das paredes das artérias. Essas duas substâncias permanecem na corrente sanguínea apenas por 24 horas, e, para que possam ter efeito protetor, é necessário consumir vinho diariamente. Além da melhora de qualidade de vida, o vinho também proporciona melhor digestão e sono, além de bom humor.

- DIMINUI O RISCO DE INFARTOS

O vinho previne problemas no coração; isso graças ao resveratrol, um antioxidante que ajuda na prevenção das doenças obstrutivas das artérias. O vinho tinto tem sido apontado como método terapêutico para manter um coração saudável.

- REDUZ O COLESTEROL

O vinho, se consumido com moderação, é capaz de diminuir o colesterol ruim (LDL) e aumentar os níveis do colesterol bom (HDL) no organismo.

- MELHORA O SONO

Isso porque a melatonina presente no vinho regula o relógio biológico. Assim, beber um copo de vinho tinto antes de dormir pode ajudar o sono.

CAPÍTULO XVII
ADOÇANTES NATURAIS

Os 14 tipos de adoçantes naturais e saudáveis à saúde

O açúcar é a forma mais rápida de fornecer glicose para o corpo. É essencial para o funcionamento do cérebro, da retina e dos rins. A falta de glicose no organismo é chamada de hipoglicemia, e os sintomas são dor de cabeça e mal-estar.

O açúcar é também fonte de cálcio, fósforo, cloro, potássio, sódio, magnésio e vitaminas do complexo B. Porém, é importante consumir com cuidado, pois o excesso pode causar doenças cardiovasculares, hipertensão, arterial e obesidade.

Os adoçantes naturais são uma alternativa mais saudável de substituir o açúcar refinado e os adoçantes sintéticos na alimentação. São obtidos principalmente através da cana-de-açúcar, de frutas e de cereais e servem para adoçar sobremesas, bebidas e usar no dia-a-dia. Existe uma variedade de adoçantes naturais no mercado. A diferença é a matéria-prima, com destaque para (além da cana-de-açúcar) a beterraba, o milho e a mandioca.

São eles:

1.AMAZAKE

Amazaquê ou ama-saquê significa "saquê doce." Seu nome tem origem na bebida japonesa saquê, e é extraído de uma das fases iniciais da produção dessa bebida. O amazake é uma fonte natural e refinada de sabores doces. Tem uma consistência mais líquida ou pastosa conforme a quantidade de água utilizada, semelhante à textura do pudim. A produção é feita a partir de um fungo (Aspergillus oryzae), calor, umidade e um cereal que é normalmente o arroz. As enzimas naturalmente presentes decompõem os hidratos de carbono complexos do cereal em açúcares simples. O benefício de usar o amazake é de adoçar os alimentos com o açúcar natural e aproveitar os componentes preservados durante o processo de fabricação, como os minerais e as fibras.

2.CRISTAL

O açúcar cristal possui grãos maiores e mais transparentes que o açúcar refiando. O açúcar cristal passa por menos processos na hora de ser preparado. O caldo de cana passa por processos de purificação, evaporação, cristalização, centrifugação e, por último, pela secagem. A partir do açúcar cristal são obtidos outros tipos de açúcar, como o refinado e o de confeiteiro.

3.DEMERARA

O açúcar demerara passa por um refinamento leve e também não recebe aditivos químicos, conserva as vitaminas e minerais; por isso preserva o melaço da cana-de-açúcar. É um pouco mais processado do que o mascavo. Seu grão é marrom-claro e não altera o sabor nem a cor das preparações. É uma opção bem interessante pra quem quer melhorar a alimentação, deixando-a mais natural, sem alterar o sabor das receitas. Cada cem gramas contém 386 calorias.

4.ESTEOVÍDEO

Deriva das folhas de uma planta denominada Stevia rebaudiana. É originário da Serra do Amambaí, fronteira do Brasil com o Paraguai. É usado pelos índios guarani para adoçar bebidas como chá-mate. O esteovídeo é o único adoçante de origem vegetal produzido em escala industrial e o seu sabor é amargo, semelhante ao do alcaçuz. Tem a capacidade de adoçar 300 vezes mais que a sacarose, com o benefício de não conter calorias.

5.FRUTAS SECAS

Para quem deseja emagrecer, substituir os doces elaborados com chocolates, bolos, pavês e tortas por frutas secas, é uma boa opção, pois estará consumindo menos calorias e colaborando com a eliminação de peso. Principais nutrientes das frutas secas:

ABACAXI-PASSA: Fibras e carboidratos.
AMEIXA SECA: Cálcio, potássio e vitamina A.
BANANA-PASSA: Potássio e vitamina A.
DAMASCO SECO: Fibras, vitamina A e carboidratos.
FIGO SECO: Cálcio e potássio.
MAÇÃ SECA: Potássio.
MAMÃO-PASSA: Cálcio.
PÊSSEGO SECO: Fibras e vitamina A.
TÂMARA SECA: Fósforo.
UVA-PASSA: Fibras e potássio.

6.FRUTOSE

A frutose é o açúcar presente nas frutas, cereais, vegetais e no mel, sendo por isso uma alternativa ao açúcar comum para adoçar os alimentos. É mais doce que a sacarose. Sua extração feita a partir das frutas é 3 vezes mais doce que o açúcar convencional. Ideal para quem está de dieta, pois possui baixo valor calórico e é mais saudável. Mas é importante consumir com moderação. Em comparação com o açúcar refinado, o melaço detém parte importante de nutrientes.

COMPOSIÇÃO	REFINADO	MASCAVO
Calorias (cal)	387	376
Carboidratos (g)	99,9	97,33
Cálcio (mg)	1	85
Cobre (mg)	0,04	0,3
Fósforo (mg)	2	22
Magnésio (mg)	0	29
Potássio (mg)	2	346

7.MASCAVO

O açúcar mascavo é obtido diretamente da concentração do caldo de cana recém-extraído. Este processo elimina o uso de aditivos químicos para o processo de branqueamento e clarificação como no açúcar tradicional. A sua cor varia do dourado ao castanho em função da variedade da cana, da estação em que é colhida. Utiliza-se em bolos, pães, tortas, biscoitos, geléias e doces em geral. O único porém é que esse tipo de açúcar altera o sabor dos alimentos. Cada cem gramas de açúcar mascavo contém 90 calorias. É composto por proteínas, gordura, cálcio, fósforo, ferro, sódio, potássio, magnésio, cobre, zinco, vitamina B1. B2, niacina e vitamina C.

8.MALTE DE ARROZ

O malte de arroz é um xarope que utiliza arroz germinado para criar um adoçante equilibrado, por meio da fermentação enzimática. Apresenta em sua composição um grande teor de maltose e de hidratos de carbono complexos. Rico em proteínas, minerais e açúcares complexos. Ideal para adoçar sobremesas ou para adicionar em infusões, chás ou cafés.

9.MALTE DE CEVADA

O malte de cevada é semelhante ao malte de arroz. A cevada germinada transforma os amidos do cereal num adoçante complexo que é digerido gradualmente. O principal açúcar encontrado no malte de cevada é a maltose. É de fácil digestão, pois é feito a partir da fonte do alimento que contém o açúcar simples.

10.MANITOL

Encontrado em vegetais e algas marinhas, trata-se de um adoçante natural com valor calórico de 4 cal/g, com poder adoçante 70% superior ao da sacarose. A Organização Mundial de Saúde (OMS) estabelece uma dose diária máxima de 50 a 150 mg/kg de peso corpóreo.

11.MEL

É um alimento líquido, viscoso e açucarado, produzido pelas abelhas a partir do néctar de flores e processado pelas enzimas digestivas desses insetos, sendo armazenado em favor em suas colméias para servir-lhes de alimento.

Devido ao seu poder adoçante, substitui o açúcar em todas as suas utilizações.

O mel é rico em antioxidantes, minerais, vitaminas e carboidratos, que são convertidos em açúcar rapidamente, elevando a glicemia e dando energia e disposição.

12.MELAÇO

O melaço é um subproduto líquido da cana-de-açúcar, extraído durante o processo de refinamento. É fonte de nutrientes e seu consumo regular auxilia o corpo a cumprir várias funções fisiológicas. Pode corrigir distúrbios na pigmentação da pele e cabelo ou ser usado como suplemento natural de ferro. Dilui-se facilmente, sendo o seu uso indicado para adoçar bebidas, infusões e preparações culinárias.

13. ORGÂNICO

O açúcar orgânico utiliza um sistema de produção agrícola que busca um manejo mais equilibrado do solo e dos demais recursos naturais.
Seguindo o conceito de sustentabilidade ambiental, não usa adubos ou fertilizantes no plantio. No processo de produção industrial não utiliza enxofre, ácido fosfórico e outros elementos. Suas características nutricionais se assemelham com as do açúcar mascavo. Portanto, apresenta uma quantidade maior de vitaminas e minerais em relação ao açúcar refinado. A embalagem deve ser biodegradável.

14.SORBITOL

Encontrado na natureza em frutas tais como a maçã e a ameixa, e também em algas marinhas. Apresenta poder adoçante 50% menor do que a sacarose. Pode ser obtido da hidrogenação da glicose.

CAPÍTULO XVIII
OS NUTRIENTES E BENEFÍCIOS DA GOJI BERRY

Também conhecido como o "ouro da China," o Goji Berry é encontrado no Brasil na forma seca e desidratada. Cada cem gramas da fruta contêm dois gramas de vitamina C. Cem gramas da versão seca, por sua vez, contêm 2.500 miligramas de vitamina, quantidade 50 vezes maior que a da laranja. Além disso, ela também possui grande quantidade das vitaminas B1, B2 e B6.

O Goji Berry é o fruto da planta Lycium barbarum, originária das montanhas do Tibet, na China, também presente em países como a Mongólia. Se destaca por ser rico em vitamina C. Possui também outras vitaminas, como complexo B, especialmente a B1. B2 e B6. A vitamina B1 ajuda no funcionamento do sistema nervoso, muscular e cardíaco e é responsável por participar do metabolismo da glicose. Essa fruta é vermelha, se parece muito com um tomate-cereja e tem sabor semelhante ao figo. Sua colheita acontece de junho a setembro e, por tradição, não recebe o contato direto das mãos na fruta. Os tibetanos apenas sacodem o pé e recolhem os frutos nas malhas de bambu.

Pode ser encontrado em sites de vendas e lojas de produtos naturais. É vendido em forma de fruta desidratada, em cápsulas e suplementos.

VITAMINA C
- Ajuda a emagrecer.
- Contribui para absorção de ferro.
- Diminui o estresse.
- Evita o envelhecimento da pele.
- Melhora a imunidade.
- Melhora o humor.

- Possui ação antioxidante.
- Previne derrames.
- Previne e melhora gripes e resfriados.
- Dá resistência aos ossos.

VITAMINA B1

Também chamada de tiamina, é importante para a manutenção do sistema nervoso, dando-lhe estabilidade e promovendo o equilíbrio mental e psicológico.

VITAMINA B2

Conhecida como riboflavina, protege contra doenças cardiovasculares e processos tumorais. É uma substância determinante para o crescimento, para o sistema respiratório e para os processos oxidativos.

VITAMINA B6

A principal função da vitamina B6 (piridoxina) no organismo é auxiliar no metabolismo das proteínas e gorduras, além de ajudar na formação da hemoglobina. Também promove o bom funcionamento do sistema nervoso e uma pele saudável.

Nutrientes do Goji Berry

O Goji Berry é fonte de proteína completa, serve para prevenir doenças e manter a saúde em dia. Recomendado consumir pelo menos uma colher (sopa) por dia. O grande teor de proteínas ajuda a manter a estabilidade dos músculos. Contém também 18 aminoácidos, sendo que oito desses são essenciais ao corpo humano.

Contém 21 minerais, entre eles:

FERRO: Atua na formação da hemoglobina (pigmento do glóbulo vermelho que transporta o oxigênio dos pulmões para os tecidos).

COBRE: Crescimento ósseo, manutenção do sistema imunológico, ativação das funções neuronais, pigmentação de cabelo, pele e olhos, funcionamento da tireóide, prevenção do envelhecimento, metabolismo do colesterol e auxilia várias enzimas a participarem das reações biológicas.

ZINCO: Manutenção do sistema imunológico; ajuda o metabolismo; antioxidante e estimula a fertilidade.

SELÊNIO: Antioxidante; fortalece o sistema imunológico; protege contra o câncer; auxilia na eliminação de metais pesados (detoxificação), reduz a conversão dos hormônios da tireóide.

FÓSFORO: É considerado o segundo mineral mais abundante do corpo humano. Fornece força para os ossos e dentes. Promove atividades essenciais para o cérebro, coração, rins e sangue, essencial para a formação óssea, digestão, formação de proteínas, extração de energia, reparação das células.

Benefícios comprovados do Goji Berry para a saúde
- Ajuda e emagrecer.
- Auxilia no processo digestivo e na perda de peso.

- Diminui as celulites.
- Fortalece e suporta a função saudável do fígado e dos rins.
- Fortifica e mantém o sistema imunológico e o sistema nervoso saudáveis.
- Melhora a visão.
- Promove energia e bem-estar geral.
- Protege a pele contra os danos causados pelo sol.
- Protege contra doenças cardiovasculares e inflamatórias.
- Aumenta a longevidade e previne o envelhecimento.

Os fitoquímicos do Goji Berry que atuam como substâncias anticancerígenas

CAROTENÓIDE: Os carotenóides são pigmentos de cor vermelha, alaranjada ou amarela, encontrados nas células de todos os vegetais. Os benefícios que os carotenóides conferem à saúde consistem em prevenção de doenças como o câncer e doença arterial coronariana. São agentes antioxidantes e estimulam o sistema imunológico. Importante também incluir esses alimentos na dieta, pois são fonte de nutrientes.

ZEAXANTINA: A zeaxantina é responsável pela cor de peixes, aves, flores e alimentos. É encontrada predominante nos vegetais amarelados, alaranjados, vermelhos e verdes. A alimentação rica em zeaxantina é importante para a saúde, pois reduz as chances de doenças oftalmológicas como degeneração macular e catarata.

LUTEÍNA: Antioxidante natural que reduz os efeitos dos radicais livres. Proporciona um efeito fotoprotetor contra a radiação solar e artificial, além de aumentar significadamente a hidratação e a elasticidade da pele.

ANTOCIANINA: A antocianina é um pigmento vegetal do grupo dos flavonoides responsável pela cor azul, vermelha e roxa. No corpo humano, sua principal função é como antioxidante, protegendo contra doenças cardiovasculares e de circulação, e prevenindo alguns tipos de câncer.

Dicas de como consumir o Goji Berry
Pode-se misturá-la a outras frutas, assim como iogurtes, cereais, saladas, batidas e sucos. Seu sabor é levemente amargo.

CAPÍTULO XIX
PROPRIEDADES E BENEFÍCIOS DOS ÓLEOS ESSENCIAIS

Óleo de prímula

A prímula é uma planta nativa da América do Norte, conhecida como "evening primrose," porque suas flores se abrem ao entardecer. Possui flores amarelas, e de suas sementes se extrai um rico óleo que é excelente para o bom funcionamento do organismo.

Benefícios do óleo de prímula para a pele e os cabelos:
- O óleo de prímula reduz a perda de água através da pele, mantendo a hidratação e a elasticidade.
- Aumenta a tolerância da pele à exposição aos raios ultravioleta.
- Fonte de GLA, tem papel na produção de substâncias mediadoras da resposta inflamatória, diminuindo os sintomas da dermatite e mantendo a integridade da pele.

Propriedades e benefícios do óleo de prímula para o organismo:
- Ajuda a afinar o sangue, protegendo o coração contra doenças cardiovasculares.
- A presença do ácido graxo ômega-6 promove a proteção do sistema imunológico contra inflamações.
- Protege contra o envelhecimento precoce.
- Auxilia no tratamento contra a TPM, pois contém o ácido linolênico, que tem efeitos anti-inflamatórios e compostos reguladores dos hormônios femininos.

Forma de consumo do óleo de prímula

O óleo pode ser consumido de forma complementar por meio de cápsulas ou usado com salada de vegetais, de grãos e em molhos. Ingira uma colher (sopa) do óleo puro, ainda em jejum. Pela manhã, ele oferece o benefício de lubrificar o intestino, que passa a funcionar melhor.

O óleo de prímula é encontrado também em forma de cápsulas, em sprays e de chás.

Óleo de gergelim

O óleo de gergelim é rico em proteínas, cálcio, ferro, vitaminas E, B1 e B2, fibras e ômega-3. Existem três tipos de gergelim: o branco, que é o mais consumido no Brasil, o marrom e o preto.

O óleo de gergelim é rico em ácidos graxos insaturados, sendo a sesamina o componente que traz mais benefícios à saúde. A sesamina é um dos ingredientes ativos para o óleo de sésamo, que promove a perde de peso. Essa é uma substância fibrosa conhecida como lignano, um derivado de plantas, composto químico contendo fitoestrógenos e antioxidantes. Melhora a capacidade do corpo de queima de gordura pelo aumento da produção de acetona, com um aumento em aminoácidos mantido pelo corpo.

A sesamina também regula a pressão sanguínea e eleva o nível de HDL, o colesterol bom.

Benefícios do óleo de gergelim para a pele e os cabelos:
- Aumenta a elasticidade da pele e a suavidade.
- Reduz o aparecimento de manchas no decorrer da idade.
- Melhora a hidratação e fortalecimento dos cabelos.

Propriedades e benefícios do óleo de gergelim para o organismo:
- Aumenta a saúde do coração.
- Controla a ansiedade e a depressão.
Diminui o açúcar no sangue, ajudando a controlar o diabetes.
- Estimula o fortalecimento e o crescimento dos ossos.
- Oferece bons nutrientes para regulação de metabolismo.
- Possui ação antibacteriana e anti-inflamatória.
- Previne o câncer.
- Protege a saúde bucal.
- Reduz a pressão arterial.
- Apresenta ácidos graxos insaturados que regulam o colesterol.

Óleo de borragem

O óleo de borragem é um composto vegetal 100% natural, rico em ácidos graxos, essenciais ao funcionamento e manutenção das células de nosso organismo. Composto por ômega-3 e ômega-6, são substâncias antioxidantes que protegem as células da ação dos radicais livres, responsáveis pelo envelhecimento e o câncer, e ajudam a emagrecer. A semente de borragem contém até 25% de óleo e é muito usada pelos seus ácidos gordos ômega-6.

Benefícios do óleo de borragem para a pele:
- Acalma irritações na pele.
- Auxilia no tratamento de dermatite seborreica infantil severa. Esta patologia é caracterizada por escamas secas

e crostas no couro cabeludo, pálpebras, face, axilas, peito e virilha.
- Diminui a perda de colágeno.
- Garante a umidade da pele.
- Melhora o desenvolvimento das unhas.
- Promove a renovação celular.
- Regula a secreção sebácea.

Propriedades e benefícios do óleo de borragem para o organismo:
- Emoliente.
- Ação anti-inflamatória cutânea.
- Diminui os sintomas da menopausa e da TPM.
- Forte ação antioxidante.
- Previne o envelhecimento celular.

Óleo de castanha-do-pará

A castanha-do-pará é a semente da castanheira-do-pará. O óleo extraído desta castanha traz vários benefícios à saúde, tratando o nosso corpo de dentro para fora. Para usá-lo na cozinha, pode ser substituto do óleo de soja, mas é preciso usar com moderação, pois é muito calórico, em comparação com outros óleos. Por ser saboroso e suave, o óleo de castanha-do-pará é ideal para temperar saladas, dar um toque saboroso em pratos assados e cozidos e para finalização de pratos.

Benefícios do óleo de castanha-do-pará para a pele e os cabelos:

- Para a pele o ideal é combinar o óleo de castanha-do-pará com hidratantes corporais e óleos de massagem e usá-los diariamente.
- Nos cabelos, o óleo de castanha-do-pará pode ser aplicado diretamente ou misturado à mascara capilar, garantindo mais brilho e hidratação aos cabelos.
- usado para remoção de maquiagem.
- Ideal para evitar estrias em gestantes.
Propriedades e benefícios do óleo de castanha-do-pará para o organismo:
- Rico em ácidos graxos essenciais e gorduras benéficas.
- Alta concentração de ômega 6 e 9 e de minerais importantes, como zinco e selênio.
- Antioxidante natural em função da presença da vitamina E.
- Fortalece as defesas do organismo.
- Ajuda nos processos de cicatrização.
- Equilibra a tireóide.
- Previne doenças neurodegenerativas.

Benefícios

O óleo de castanha-do-pará é considerado um potente lubrificante e emoliente, conseguindo por meio disso, evitar o envelhecimento precoce da pele. Mas esse não é o único benefício do uso do óleo: a hidratação da pele aumenta e muito, pois ele contém substâncias que a torna mais suave e impede a evaporação de água da pele.

Estrias são combatidas com o uso frequente do óleo, que auxilia na renovação celular e possui alto teor proteico.

A chamada "gordura do bem" é encontrada no óleo na forma dos ácidos graxos ômega 6 e 9. O zinco também marca presença e afasta o risco de infecções. A grande quantidade de selênio, característica da castanha-do-pará, atua contra os radicais livres, além de ser anticancerígeno.

Outros benefícios do óleo:
- Fortalece as defesas do organismo.
- Ajuda nos processos de cicatrização.
- Equilibra tireóide.
- Previne doenças neurodegenerativas.

Forma de consumo
O óleo de castanha-do-pará pode ser usado de maneira interna ou externa. Seu consumo é simples, pois o mais recomendado é que ele seja adicionado a pratos prontos, assim como acontece com o azeite. É possível cozinhar com óleo de castanha-do-pará, mas isso não é recomendado, uma vez que ele possui um preço mais alto do que o óleo de soja, e não tem o mesmo rendimento. Um gosto especial é conferido às saladas e aos pratos quentes, quando o óleo é utilizado. O único cuidado que se deve ter na hora de consumir o óleo é na quantidade. Ele é bastante calórico: uma colher (sopa) chega a ter 90 calorias.

CAPÍTULO XX
7 ALIMENTOS QUE PREVINEM E COMBATEM A GORDURA LOCALIZADA

1.AZEITE

O azeite de oliva ajuda a emagrecer porque inibe o apetite. Possui grande quantidade de ácido oleico, que tem o poder de transmitir a sensação de saciedade para o cérebro. Também porque ajuda a modificar a distribuição da gordura, fazendo com que ela não se acumule na barriga.

2.IOGURTE

O iogurte ou leite fermentado probiótico melhora a saúde do intestino e, com isso, ajuda a enxugar as medidas de duas maneiras: diminuindo a fome, pois o intestino saudável libera mais neurotransmissores reguladores da saciedade, e aumentando a absorção de vitaminas e minerais, evitando que o organismo sinta a carência desses nutrientes e estimule a comilança.

3.KIWI

O consumo do kiwi aumenta a queima de gordura durante a prática de atividade física e reduz significadamente o risco de coágulos, que podem entupir as artérias e causar infarto do coração. Um kiwi contém a quantidade exata de vitamina C que deve ser consumida em um dia. Ele é rico em vitamina E, betacaroteno, fibras e potássio.

4.LENTILHA

A lentilha é um alimento pequeno, mas com grande densidade nutricional. Fornece quantidades consideráveis de fibra solúvel e insolúvel. A primeira, em especial, apresenta uma ação benéfica na redução do colesterol plasmático e na regulação dos níveis de açúcar no sangue. Além de fornecer lenta queima de carboidratos complexos, a lentilha pode aumentar a energia, fornecendo ferro.

5.ÓLEO DE COCO

Óleo de coco ajuda a acelerar o metabolismo do organismo. Isso porque o ácido láurico faz as células trabalharem em forma acelerada, consumindo assim mais calorias, o que evitaria o acúmulo de gordura localizada, favorecendo a perda de peso.

6.OVO

O ovo também é uma excelente fonte de triptofano, aminoácido precursor da serotonina, substância que está associada à sensação de bem-estar. Por ser fonte de proteína de alto valor biológico, rico em aminoácidos essenciais. Torna a digestão mais lenta, o que ajuda no aumento da saciedade. A clara do ovo possui leucina, um aminoácido que ajuda a manter a massa magra, diminuindo espaço para a gordura.

7.PEIXES E FRUTOS DO MAR

Peixes e frutos do mar, por serem ricos em ômega-3, um ácido graxo essencial, ajudam a desinflamar as células de gordura, atuando no controle do problema. Esses alimentos, também aceleram a transformação da glicose em energia, impedindo que ela seja estocada sob a forma de gordura. Aconselhável comer pelo menos três vezes por semana.

CAPÍTULO XXI
IOUGURTE, ALIADO DA BALANÇA

Assim como o leite e os queijos, o iogurte reúne cálcio, potássio, fósforo, magnésio e proteínas. Porém, é no iogurte que alguns nutrientes aparecem em quantidades mais elevadas, como o cálcio e as proteínas. Além disso, cada pontinho também concentra doses abundantes de bactérias importantes que proporcionam benefícios à saúde. Por causa delas, por exemplo, a lactose (o açúcar do leite) é transformada em ácido lático. Assim, o alimento pode ser degustado sem preocupação por quem tem intolerância a essa molécula.

É justamente sobre essa combinação (cálcio, proteínas e micro-organismos) que recaem as explicações sobre o porquê de o iogurte ser considerado aliado na manutenção e até mesmo na perda de peso.

Estudos recentes têm atribuído ao cálcio esse efeito de impedir o ganho de peso. Além de ele estar mais concentrado no iogurte, a acidez do alimento aumenta sua biodisponibilidade.

Quando a dieta é cheia desse nutriente, ocorre a inibição da lipogênese, processo que leva à formação das gorduras.

Os estudos demonstraram que as proteínas aumentam mais a saciedade do que os carboidratos ou gorduras. Com isso, há redução na ingestão calórica e, ao longo do tempo, um melhor controle de peso.

CAPÍTULO XXII
OS PERIGOS DO CONSUMO DE GORDURA TRANS

Criada pela indústria para deixar a comida mais saborosa, crocante e atraente, a gordura trans se tornou um dos maiores vilões da alimentação moderna.

As gorduras trans são um tipo específico de gordura formada pelo processo de hidrogenação natural ou industrial. É a transformação do óleo vegetal em gordura sólida. Também conhecida como óleo hidrogenado, a gordura trans é encontrada principalmente em alimentos industrializados.

Estudos científicos comprovaram que essa gordura é extremamente prejudicial à saúde, pois, além de aumentar os níveis de colesterol ruim, o LDL, também diminui a taxa do colesterol bom, o HDL. Em consequência, eleva o risco de arteriosclerose, infarto e acidente vascular cerebral (AVC). Devido aos prejuízos que a gordura trans pode causar à saúde, a Agência Nacional de Vigilância Sanitária (Anvisa) determinou a sua redução nos alimentos. Pelas orientações, não se deve consumir mais do que dois gramas por dia.

Como a gordura trans age em nosso organismo

O coração é o principal órgão afetado, pois o consumo alimentar de gordura trans está diretamente relacionado às doenças cardiovasculares, não somente quanto ao volume da ingestão alimentar como também à composição e qualidade da dieta.

Na corrente sanguínea, o consumo de alimentos que contêm a gordura trans aumenta lipoproteína, que é um tipo de colesterol LDL encontrado em diferentes níveis no sangue, dependendo da sua composição genética. As gorduras trans a transformam em partículas menores e mais densas, o que causa um acúmulo de placas nas artérias.

No abdômen, favorece o aparecimento da síndrome metabólica, ou seja, é caracterizada pela associação de fatores de risco para as doenças cardiovasculares (ataques cardíacos e derrames cerebrais), vasculares periféricas e diabetes. Ela tem como base a resistência à ação da insulina, o que obriga o pâncreas a produzir mais esse hormônio.

No intestino, onde as gorduras são digeridas e absorvidas, a digestão é mais lenta, ou seja, a gordura demora mais para ser eliminada.

Quando consumimos alimentos com gordura trans, ao ser absorvida no fígado, essa gordura substitui o LDL, que é o colesterol ruim. Desta forma, a molécula LDL fica livre para pode circular nos vasos sanguíneos, depositando-se e causando as doenças cardiovasculares.

Como podemos controlar o consumo dessa gordura?

Faça escolhas mais saudáveis de alimentação.
A Anvisa obriga todos os fabricantes de alimentos industrializados a indicar no rótulo do produto a quantidade de gordura trans presente. A partir disso, dê preferência aos alimentos que tenham menor teor dessa gordura, ou que não as contenham.

Quais alimentos devem ser evitados?

Apesar de alguns alimentos possuírem naturalmente a gordura trans em pequenas quantidades, como produtos de origem animal, devemos ter maior preocupação com os alimentos industrializados.

Estes são alguns tipos de alimentos com quantidades altas de gordura trans e que devem ser evitados:

Batata frita (de pacote)

Biscoitos amanteigados

Bolos industrializados

Comida de Fast-food

Donuts

Maionese

Pratos congelados industrializados

Massa folhada

Pipoca de micro-ondas

Salgadinhos de pacote

Sopa de pacote

Sorvetes do tipo cremoso

Temperos para saladas industrializados

Margarina dura

SUGESTÕES PARA AFASTAR OS RISCOS DA GORDURA TRANS DE SUA DIETA:

ALIMENTOS PRÉ-PRONTOS

Os alimentos embalados possuem nutrientes bem inferiores aos alimentos frescos. Nos alimentos enlatados, 94% dos nutrientes são eliminados durante o processamento; nos congelados, a perda de nutrientes é de 83%; e, para os alimentos pré-cozidos, a perda de nutrientes é de 56%.

Os pratos congelados, por exemplo, pizza, massa e tortas congeladas, são fáceis de preparar; uma opção para quem quer uma comida rápida. Mas, cuidado, por trás da aparência de comida boa, alguns pratos escondem muitos perigos à saúde: pouco nutritivos e calóricos, e com gordura trans e saturada. Faça seu próprio alimento, pois em casa, é possível optar pelos óleos vegetais, farinha integral, frutas, menos açúcar, grãos integrais, etc.

CAPÍTULO XXIII
A BOA NUTRIÇÃO

Proporcionamos energia ao corpo por meio dos alimentos que escolhemos comer. Eles fornecem os nutrientes essenciais para uma vida saudável e produtiva. A digestão é o processo complexo de reduzir os alimentos em seus blocos construtores individuais para que o corpo possa assimilá-los e usá-los a fim de manter a vida.
O processo começa pela boca, passa para o estômago, em seguida para o intestino delgado e, por fim, chega ao intestino grosso.

Podemos dividir os nutrientes de que o corpo necessita nas seguintes categorias importantes:

- *Carboidratos:* Em um dieta com "combustível premium," a maior parte dos carboidratos deve se originar de fontes ricas e não refinadas, como cereais integrais, legumes, frutas e verduras.

- *Proteínas:* Todas as células do corpo contêm proteínas, e a reparação e o crescimento de tecidos precisam delas. Embora quase todos os alimentos contenham um pouco de proteína, produtos de origem animal como e leite e ovos são boas fontes, mas não as únicas. As leguminosas (feijões) são uma excelente fonte de proteínas.

- *Lipídeos:* São as fontes concentradas de energia, as gorduras. Com frequência, ingerimos lipídeos demais porque gostamos do sabor que eles conferem aos alimentos. Muitas pessoas preferem comer batatas fritas em vez de cozidas.

As castanhas em quantidade moderada fornecem lipídeos de excelente qualidade.

O corpo necessita dessas gorduras para absorver as vitaminas lipossolúveis.

- *Vitaminas:* São componentes orgânicos essenciais da alimentação, necessários em pequena quantidade para o crescimento e as atividades normais. A maioria está naturalmente presente nos diversos alimentos. Quando não temos um suprimento suficiente delas, segue-se uma carência.

- *Minerais:* Esses elementos inorgânicos são vitais para a saúde humana. É fácil obtê-los em alimentos de origem animal e vegetal. Também é possível ter carência deles quando se ingere muito pouco.

- *Antioxidantes e fitonutrientes:* os cientistas já identificaram centenas dessas substâncias, que protegem o corpo de doenças e de alguns efeitos do envelhecimento. Podemos encontrá-las principalmente nos cereais integrais, nas frutas, verduras e castanhas.

Nós necessitamos de todas essas categorias de alimentos a fim de desfrutarmos boa saúde. O segredo está na combinação delas.

Um plano alimentar simples

Ao basear nossa dieta em alimentos sabiamente escolhidos, em quantidade adequada, dentro das categorias a seguir, é fácil suprir muito bem nossas necessidades nutricionais:

- *Cereais e grãos:* Eles devem formar a base de nossa alimentação; incluem pão integral, massas, arroz e milho. Quando escolhidos a partir de fontes não refinadas (sem ser brancos), todos são ricos em fibras, carboidratos complexos e em diversas vitaminas e minerais.

- *Frutas e verduras:* Esses alimentos existem em uma ampla variedade de cores, sabores e texturas; são as mais ricas fontes de fitonutrientes protetores, antioxidantes, vitaminas e minerais.

Muitas pessoas parecem preferir as frutas às verduras; mas precisamos de um equilíbrio entre ambos. Os alimentos mais coloridos deste grupo costumam ter as maiores quantidades de fitonutrientes e antioxidantes.

- *Leguminosas, castanhas e sementes:* As leguminosas, como feijões, ervilhas e lentilhas, são excelentes fontes de proteínas e de minerais, vitaminas e outros elementos protetores.

As castanhas e as sementes fornecem os óleos essenciais; mas, por serem uma fonte concentrada de calorias, devemos limitar o consumo delas a no máximo duas poções por dia.

Os não vegetarianos podem incluir peixe, carne branca e vermelha neste grupo. No entanto, esses alimentos, se consumidos, devem ser ingeridos em quantidade moderada.

Alguns optam por incluir laticínios e ovos em sua dieta. É importante reconhecer que todos os produtos de origem animal possuem alto índice de colesterol, que pode contribuir para a doença arterial coronariana.

Embora as fontes animais forneçam muitos nutrientes importantes, inclusive cálcio e vitamina B12, oferecem alguns riscos à saúde. A vitamina B12 só é encontrada em produtos de origem animal. Ela previne a anemia recorrente e disfunções neurológicas, além de promover a divisão celular normal.

É vital que aqueles que não consomem produtos de origem animal incluam alimentos enriquecidos com vitamina B12 em quantidade suficiente ou tomem um suplemento regularmente.

- *Gordura, óleo, doces e sal:* O corpo necessita de tais alimentos somente em pequena quantidade. Embora os óleos essenciais e o sódio sejam vitais para a boa saúde, o excesso dessas substâncias pode causar sérios problemas de saúde.

O iodo é um mineral necessário que pode ser consumido com facilidade por meio do uso de sal iodado. Ele também pode ser obtido no sal marinho, nas algas ou em forma de suplementos.

Não necessitamos de açúcar refinado para ter uma boa saúde; mas, em pequena quantidade, ele acrescenta paladar e sabor aos alimentos.

Os cientistas da nutrição reconhecem hoje que os alimentos de origem vegetal devem formar a base da alimentação saudável a fim de manter a boa saúde e reduzir o risco de doenças.

Um dos segredos mais importantes para ter uma deita equilibrada baseada em plantas é escolher uma variedade de comidas cujas cores, texturas e cujos sabores acrescentem interesse a ela. Esses alimentos são mais nutritivos quando consumidos assim como se encontram na natureza: não refinados. Os alimentos integrais devem ser o alvo.

Atualmente, a medicina reconhece as vantagens de uma alimentação vegetariana. A dieta vegetariana baseada em planta é:

- Pobre em gordura, sobretudo gordura saturada.
- Pobre em açúcar refinado.
- Sem colesterol (em uma dieta estritamente vegetariana).
- Rica em fibras.
- Rica em fitonutrientes protetores e antioxidantes.
- Rica em fontes de vitaminas e minerais.

Princípios para escolher os alimentos

Uma alimentação saudável requer boas escolhas alimentares. Tenha em mente os seguintes princípios simples:

- *Variedade:* O princípio mais importante para comer bem é escolher uma variedade de alimentos. Isso garante uma ampla gama de nutrientes para manter o corpo saudável. As texturas, as cores e os sabores aumentam o prazer de comer.

- *Qualidade:* Escolha alimentos integrais em sua maioria, não os refinados. Eles são ricos em nutrientes, em vez de ricos em calorias.

- *Moderação:* Alguns componentes importantes de uma alimentação saudável devem ser consumidos em pequena quantidade. O corpo requer uma porção adequada de óleos essenciais e uma pequena quantidade de sal para manter nossos eletrólitos. No entanto, não podemos desconsiderar que a obesidade é um problema crescente no mundo. É possível comer demais até mesmo alimentos bons. Devemos equilibrar a quantidade de energia que consumimos com a energia que gastamos em atividades físicas para nos mantermos dentro do peso saudável.

- *Abstinência:* Os alimentos muito refinados, dos quais se extraiu parte dos elementos nutritivos, devem ser evitados, bem como comidas e bebidas sem valor nutricional (por exemplo, sucos industrializados, refrigerantes e etc).

Algumas pessoas comem se não acreditassem que faz diferença aquilo que consomem; porém, faz sim! O Dr. Gary Fraser, célebre cardiologista e pesquisador, explica como as escolhas alimentares e o estilo de vida afetam nossa longevidade e qualidade de vida: *"No início de minha carreira médica e científica, ficaram claras as grandes vantagens da prevenção, em vez de esperar pelo tratamento de uma doença já estabelecida. A despeito dos grandes avanços da medicina moderna, os custos, o eventual desconforto e a falta de garantia de cura tornaram o tratamento médico uma abordagem inferior ao controle da doença. Meus colegas e eu tivemos a oportunidade de reunir dados com rigor científico para investigar o valor de uma alimentação vegetariana. Depois de muitos anos de pesquisa realizada por nós (e por outros grupos), a evidência agora é clara: a dieta baseada em plantas fornece uma série de vantagens em relação à que contém carne."*

A observação do Dr. Fraser fala ao desejo de cada um de nós. Todos nós desejamos qualidade de vida. Não queremos apenas acrescentar anos á nossa vida, mas vida a nossos anos. De nada adianta alguns anos a mais se eles não forem vividos de forma saudável e plena.

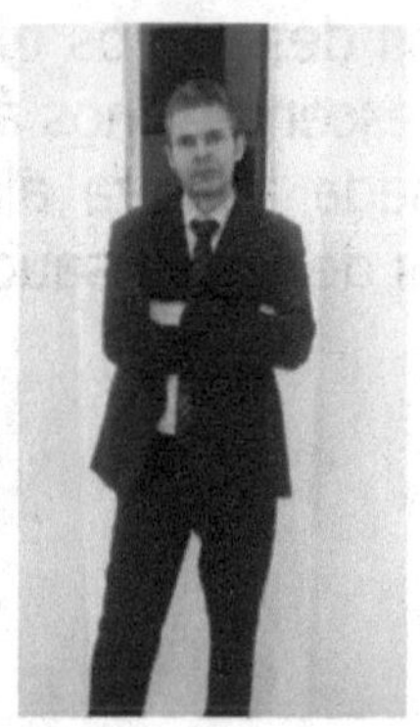

SOBRE O AUTOR

Rômulo Borges Rodrigues é Escritor, Terapeuta Holístico, Mestre de Reiki, Consultor e Numerólogo.

Trabalha com Reflexologia, Reiki, Massagem, Florais, Aconselhamento Terapêutico, Técnicas de Relaxamento, Hipnose, Regressão, Terapia de Vidas Passadas, Numerologia e ministra cursos online.

Estuda e pesquisa sobre a espiritualidade há vinte anos.

Foi membro da Associação Internacional Amigos da Natureza (AIANATU - SP), na qual fez parte do trabalho de cura espiritual. Foi nessa associação onde alguns de seus dons espirituais foram desarquivados.

Também foi membro da Ordem dos Filhos da Luz (Piracicaba - SP). Foi integrante da Ordem dos Templários, onde foi dirigente do hospital de cura espiritual de uma das suas sedes. Atualmente, é coordenador do Projeto Social Nova Era na cidade de São Paulo, no qual dá palestras e ministra tratamento alternativo gratuito para o público utilizando várias técnicas terapêuticas.

Escreve artigos quinzenais para sites e revistas sobre vários temas e é autor das seguintes obras:

- *Uma Civilização Adormecida e Decadente*
- *Momento Apocalíptico – "Prelúdio do Juízo Final"*
- *Arcanjos e Arquétipos*
- *Guia Prático dos Anjos (tabela completa de todos os anjos)*
- *Numerologia – A Ciência Milenar dos Números*
- *REIKI – ENERGIA VITAL UNIVERSAL (Harmonia, Equilíbrio e Cura)*
- *OS FLORAIS DE BACH – Equilíbrio e Harmonia Através das Essências*
- *O PODER DA MENTE – A Chave Para o Desenvolvimento das Potencialidades do Ser Humano*
- *Os Ensinamentos de Siddartha Gautama, o Buda*
- *A HISTÓRIA DO BUDISMO – Conceitos, princípios, ensinamentos*
- *Cuide de Você e Tenha Mais Qualidade de Vida (Vols. I, II, III, IV e V)*
- *A Regência Cósmica*
- *Alimentação Saudável = Saúde Perfeita (Vols. I, III, IV, V, VI e VII)*
- *REFLEXOLOGIA (Massagem Podal) – Equilíbrio e bem-estar através da planta dos pés*
- *HIPNOSE, REGRESSÃO, TERAPIA DE VIDAS PASSADAS – Metodologia, Efeitos, Benefícios*

• *A PODEROSA INFLUÊNCIA DOS NÚMEROS SOBRE AS NOSSAS VIDAS – O que a Numerologia revela sobre o passado, o presente e o futuro*
•*"DESCUBRA SEU POTENCIAL, DONS E TALENTOS INATOS ATRAVÉS DA NUMEROLOGIA"*
• *QUALIDADE DE VIDA – Definição e conceitos*
• *OS MECANISMOS DA MENTE – A sua natureza comportamental*
• *TRATADO SOBRE AS RELIGIÕES E FILOSOFIAS DE VIDA – Síntese dos sistemas religiosos e correntes filosóficas*
•*GUIA COMPLETO DAS TERAPIAS ALTERNATIVAS*
• *ESTUDO SOBRE AS TERAPIAS COMPLEMENTARES – Técnicas terapêuticas integrativas que proporcionam equilíbrio e harmonia*
•*PRÉ-EXISTÊNCIA E PÓS-EXISTÊNCIA DA ALMA – Vidas passadas, vidas futuras*
•*PRINCÍPIOS, FILOSOFIA E METODOLOGIA DA MEDICINA HOLÍSTICA - Os recursos e métodos terapêuticos utilizados nos tratamentos e terapias*
• *CURSO DE REIKI*
• *CURSO DE FLORAIS*
• *CURSO DE REFLEXOLOGIA (Massagem Podal)*
• *CURSO DE NUMEROLOGIA – Método simples e prático*
• *CURSO DE HIPNOSE, REGRESSÃO, TVP, TMS – Metodologia simplificada*
•*CURSO DE FENG SHUI - Técnica chinesa milenar de harmonização e equilíbrio de ambientes*

•*CURSO DE RADIESTESIA*
•*CURSO DE CROMOTERAPIA*

CONTATOS COM O AUTOR

E-MAIL: romulobr@outlook.com
 FACEBOOK:http://facebook.com/romuloborgesrodrigues
SKYPE: samadhi514
TWITTER: @_arahat
BLOG: equilibrioeconsciencia.wordpress.com

www.ingramcontent.com/pod-product-compliance
Lightning Source LLC
Chambersburg PA
CBHW012256240726
48656CB00007B/2411